曲黎敏精讲《黄帝内经》

内經

七

移精变气论
汤液醪醴论
玉版论要
诊要经终论

曲黎敏 著

天津出版传媒集团
天津科学技术出版社

图书在版编目（CIP）数据

曲黎敏精讲《黄帝内经》. 七 / 曲黎敏著. -- 天津: 天津科学技术出版社, 2024.3

ISBN 978-7-5742-1827-7

Ⅰ. ①曲… Ⅱ. ①曲… Ⅲ. ①《内经》—注释②《内经》—译文 Ⅳ. ①R221

中国国家版本馆CIP数据核字(2024)第064954号

曲黎敏精讲《黄帝内经》七

QULIMIN JINGJIANG HUANGDINEIJING QI

责任编辑：孟祥刚

责任印制：兰　毅

出　　版：天津出版传媒集团
天津科学技术出版社

地　　址：天津市西康路35号

邮　　编：300051

电　　话：（022）23332490

网　　址：www.tjkjcbs.com.cn

发　　行：新华书店经销

印　　刷：三河市金元印装有限公司

开本 700 × 1000　1/16　印张 17.75　字数 209 000

2024年3月第1版第1次印刷

定价：68.00元

目录

移精变气论 第十三

我总是强调看病一定要慢慢来，要候气，要知气血之进退。同时要手巧心细，因为“医之为言意也”，稍有误差，则致人以死路，不可不慎也。最关键的还是要明阴阳、知顺逆，才能用好方子、方法。

中医关于脉象的理论真是比艺术家的色谱还细腻，在短短的寸口，能把人气脉的搏动细化成28部脉，不是一个单纯的技术活，而是对人灵性的考验，所以才说色脉“上帝之所贵也，先师之所传也”。

懂日月，就是懂寒暑，天冷、天昏、月不明、月黑无光这些时候，都属于寒邪，对我们的身体气血伤害很大，而天暖日明、月朗等，对我们的气血就好。而且大家一定要知道，夏天是治大病的时机，冬天就要防病防死亡。

《说文解字》说“一”“惟初太极，道立于一，造分天地，化成万物”，统共十六个字，这十六字真言将中国哲学宇宙发生论的观念一语道尽。

汤液醪醴论 第十四

火候不单纯是大火小火的问题，食物材质的搭配也叫火候，在中药里就表现为剂量的问题，每个病人，多少当归配多少白芍，也属于火候。

“为而不用”这几个字特别重要，就是我有这个药，但是我不用这个药，为什么？下面岐伯说“自古圣人之作汤液醪醴者，以为备耳”，只是作为一个储备，因为：无邪则不必服。

土以制水；知元阳外越，而土薄不能伏之，即大补其土以伏火。这就是治疗全身虚肿的秘诀。

玉版论要 第十五

胸，而且不宜多灸法。多灸，则容易扰乱气血，切记切记！这也是我一向反对给小孩用灸法的原因，非发热等急重症不用。

真藏脉最核心的一点是无胃气、无神气。所有的脉象，只要没有胃气，没有神气，这个人就要死了。所以，中医强调保胃气，让脉象有神、有根，才是至关重要的。

我们总说“男左女右”，在病态上，中医也讲究：男子怕左边病，女子怕右边病。左为阳，阳气怕升不起来；右为阴，阴血怕降不下去。左能升，右能降，气机就没有败，人就有救。

脉不怕弱，就怕强。激烈有劲处，就是阴阳相争处，就是有病的脉，或吃了激素的脉。给住院病人常会把到这样的脉，必须停药两天以后，才能显真象。

什么叫治愈啊？当你吃完药以后发生了感动，才叫治愈，如果你浑然不觉，就还在麻木中，只有突然有了感动，感觉到每一个细胞都在复活，才是病愈的开始。

治病还有一个问题，就是要抓主证。有些人失眠，但失眠并不是他的主证，他的主证是焦虑。这时要治疗其焦虑，而不必管他的失眠，不焦虑了，失眠就好了。

移精变气论

第十三

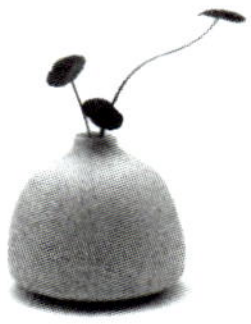

《黄帝内经》第十三篇，叫《移精变气论》。从题目上来看，这篇有点神奇——把精移走，把气改变。如此神奇的治病方法，还有一个特定的名称——祝由。那么这一篇到底在讲什么？

这一篇大致分两个部分：一、论述了移精变气的祝由法；二、说明了诊察色脉的重要意义，所谓“治之要极，无失色脉”，并且强调“得神者昌，失神者亡”，即“神”的得失是疾病痊愈或死亡的关键。

移精变气的祝由法有“医源于巫说”“医源于圣人说”的影子。

在远古时代，人治病的能力有限，人们往往祈求上天赐予健康，便有了巫术。古代有名巫师苗父治病之说，其后亦有巫师应用汤药治病，比如《山海经》中就曾记载殷商时的两名巫医巫咸、巫彭前往灵山采药。

我们要知道的是，“医源于巫说”的“巫”是大巫，远古时的大巫可不是我们现在理解的那种跳大神的巫，他们是远古时代重要而又全能的百科全书式人物，是当时人们眼中世界万物的解释者。现在“巫”字的写法，上一横顶天，下一横立地，中间一竖直通天地，两边还各有一人，就是中统人与人，是真正通天达地。所以，这个“巫”绝不是现在的巫婆神汉，而是能与天地鬼神沟通的神人。

“巫”字最早写为“”，由两个“工”字组成，是指规和矩两种工具。唐代墓葬中曾出土绢画《伏羲女娲图》，画中左边是伏羲，他手中拿的是“矩”（用来画方形，象征地），右边的女娲手中拿的是“规”（用来画圆形，象征天）。规和矩是中国古代最重要的两件绘图工具，也是“没有规矩，不成方圆”一句的渊源。古人认为天圆地方，谁掌握了规和矩这两件工具，谁就是懂得了天地之道、宇宙秘密的人，就是大巫。

而古代的“圣人”就被认为是既通晓天地之道，还对人的本性有所了解的大人物。最早的圣人基本都是大巫。

我们先前讲过，中医与三位大名鼎鼎的圣人有关，他们为中医的发展做出了不可磨灭的贡献。

第一位圣人是伏羲。伏羲便是燧人氏，他钻木取火，火化腥臊而为熟食，令老百姓的各种腹部疾病大为减少。这是伏羲对医学的第一大贡献。伏羲对医学的第二大贡献是创立了八卦。八卦奠定了中国人的一种传统思维方式——取象比类，即运用感性、形象、直观的概念和符号表达对象世界的抽象意义，通过类比、象征方式把握对象世界联系的思维方法。这种方法又称为“意象”思维方法。伏羲通过画八卦，把天地分成阴阳四象八卦，使得水火升降之气、百病之理开始有了理论依据。

第二位圣人是神农。神农在古代被称为炎帝。“神农尝百草”的故事家喻户晓。北宋刘恕在《通鉴外纪》里提到，神农“一日遇七十毒，神而化之，遂作方书，以疗民疾，而医道立矣”，说的是神农尝百草的过程：他曾一日遇七十毒，但都被他通过药物之间生克制化的原理一一化解，后来他创造了最早的“方书”（专门记载和论述药剂的著作），也就是《神农本草经》。神农对中医的伟大贡献在于，他扩大了人类对自然界的认识，让人类可以更广泛地利用自然。

第三位圣人是黄帝。我国医学宝库中现存成书最早的医学典籍就是我们现在正在讲解的《黄帝内经》。

神农一直在拿自己的身体当实验品，通过服食各种草药来了解药性，通过自身的体验来完成对医学的认知。而《黄帝内经》里则几乎不谈药的问题，谈的都是医学原理。这个原理就是“医”字里面的“匚”，即“方”，也就是正确的指导方向。从此，医学从纯经验学科逐渐进入到“道”的层面，即人类对医学的掌握从直觉进入到理性。所以《黄帝内经》的核心就是——医道。

《黄帝内经》的伟大之处在于其不是机械性地描述对疾病的治疗，而更像一位先知先觉的导师，引导我们顺应自然的力量，感悟天人合一的境界。

与中医最密切相关的三位圣人伏羲、神农和黄帝，代表了中医循序渐进发展的过程：伏羲发明了火，让人们脱离了吃生食多腹疾的阶段；神农尝百草，用实践奠定了药理，使人们生病后有了药物医治；黄帝创《内经》，总结出生命的大道。所谓的“医源于圣人”，也就是指中医是由这些不断涌现出来的圣人，历经千百年的时间逐渐摸索出的生命文化。

从这些圣人的身份上我们可以看到一个有趣的现象：钻木取火的燧人氏、构木为巢的有巢氏、发明文字的仓颉、发明指南车的轩辕黄帝、治水的大禹等，他们不是帝王就是将相，他们都有所专长。从中，我们可以看到两个启示：

第一，中国的生命之学是大功德、大慈悲。

中国的经典很多，但只有最古老的医书以圣王之名命名。《诗》《书》《礼乐》《易》《春秋》，等等，一概是经书，但都没有用圣王之名命名。而《神农本草经》《黄帝内经》却以圣人的名字命名，一是强调生命之学是大功德、大慈悲，因为世界上最高的学问一定要先解决人的问题，先解决生命真相的问题；二是暗示我们，所谓圣人，是把人的生理和心理统统都搞定的人，同时也是能够掌控自我的人。这一点非常重要，实际上它就是在提醒我们，我们要想在现实生活中养生，最关键的一点先是要了解本性，了解自我，继而掌控自我。

第二，中医文化既是多元化的，同时又是归于一统的文化。

伏羲代表东方之帝，神农代表南方之帝，黄帝代表中央之帝……他们所掌握的医学来自不同地域、不同文化背景，但最终的解释又是多元而归一的。这就是中医文化的特点，既多元，又统一。

良医的标准

中国古代文人关于修身和治天下的抱负，很多人都选择“不为良相，即为良医”，把“医”与“相”相提并论，由此可以看出古代文人对医生这个职业的高度认可。

宋人吴曾在其所著的《能改斋漫录》中记载：宋代名儒范仲淹有一次到祠堂求签，询问上天自己以后能否临朝做宰相，治理国家，结果签词表明不可以。于是他又求了一签，祈祷说：“如果不能当宰相，愿意当一名良医。”结果还是不行。于是他长叹说：“不能为百姓谋利造福，不是大丈夫一生该做的事。”

后来，有人问他：“大丈夫立志当宰相，是理所当然的，可你为什么又祈愿当良医呢？这是不是有点太卑微了？”因为古代将各行各业划分为“三教九流”，医生这个职业属于中九流，与算命、测字的为一类，社会地位并不高。

范仲淹答道：“怎么会呢？有才学的大丈夫期望能辅佐明君治理国家，造福天下，但签词说我当不了宰相，那么要实现利泽万民的心愿，莫过于当良医。如果真能成为技艺高超的好医生，就可以悬壶济世，救死扶伤，依旧能实现我利泽苍生的心愿。所以我甘愿为医。”这就是后世相传的“不为良相，即为良医”的由来。

古代那些胸怀大志的儒者，通常把从医作为仅次于致仕的人生选择，正是因为从医的社会功能与儒家的经世致用（即治国平天下）的思想非常接近。通晓医学的元代诗人戴良说得好：“医以活人为务，与吾儒道最切近。”

《伤寒杂病论》的作者、东汉医圣张仲景在说到学医有什么好处时，做出了精辟的总结。他说“上以疗君亲之疾”，学医可以帮助比你尊贵的人，帮助你的亲人；“下救贫贱之厄”，可以救老百姓于水深火热之中；再有“中以保身长全，以养其生”，对于自己来说，掌握了中医文化和治病医理，可以帮助自己养生。所以说，学医既可以把自己的身体养好，还可以更好地关怀和帮助他人，是一份很有功德、利人利己的职业。

“良相治国，良医医人”，良相可以治理国家，良医可以救治百姓，二者都很崇高，都是古代有才学、有抱负的文人最理想的追求。

张仲景还说，一个好中医要上知天文，下晓地理，中还要明白人事。上知天文，才能知晓气运变化，以及气候风物对人的影响；下晓地理，则能明白水土之性，以及物产风俗，才好方便众生；中要明白人事，是因为不明人事之贪嗔痴及好恶，则无法透彻人性，不知人病之所由，就无法更好地治病救人了。

所以，“治人”与“治病”，是中西文化在医学理念上的一个重大区别。中医重在“治人”，西医重在“治病”。“治人”，是劝人先改习性，这便是《黄帝内经》开篇之主旨，也是对“大医”人性的高要求。

由此，我们也可以说，传统医学也是未来医学的一个方向，可以将现行医学引领进“大医学”的境地。

唐代大医孙思邈对“大医”提出了两个要求，就是“精诚”二字。“精”是指医术一定要精，“诚”是指做人要真诚。孙思邈认为，当医生需要“心小、胆大、行方、智圆”，就是心要细致，胆子要大，行为要端正，智慧要圆融。

中国古代认为，做医生要有“才、学、识”三项方能圆融。“才”，是以广博的知识为基础；“学”，是要踏实好学，学东西要学得很通透；“识”，是要具有卓尔不群的见识和超人的悟性。

上海名医章次公赠学生朱良春（当代中医内科专家）的一句话非常经典，他说：医生要有“儿女性情，英雄肝胆，神仙手眼，菩萨心肠”。

什么叫“儿女性情”？儿女性情就是真和纯。小孩子是不会耍心眼的，他最突出的特点就是真和纯。同样，做医生也要真实纯粹。

所谓“英雄肝胆”是指，作为医生，你要像英雄那样，既有正气，也有杀气。没有正气，就做不好人；没有杀气，就驱不了病魔。

“神仙手眼”是什么意思呢？就是做医生的要有灵性和悟性。其实任何学问都是研究人的，而人又是天地万物之间最复杂的系统。光读好书不见得能做一个好医生，好医生要有感悟力，要能分析人性、剖析人性、看透人性。

“菩萨心肠”就是一定要有对众生的慈悲之心，这样才可以做一个好医生。光真诚是没有用的，医生要救人利物，要有悲悯之心，用慈悲的心去化解人的病痛。

说实话，我经常觉得，医生是一个很难做的职业，立志从事这个职业的人一定要先想好。首先，医生每天都要面对生老病死，这是对人性的一个极大考验，你没有慈悲之心，没有浩然的正气和果敢的杀气，就没法应对这一切。其次，做医生时间越久，就会明白有许多疾病是医学解决不了的，因为人的病症有很多层面，除去身体的，还有心灵的。所以，一个真正的大医是要全方位解决人的所有问题。这说来容易，做起来极难。所以做医生难，做一个道术兼备、心怀天下的名医更难。

一

上古治病

好，我们进入这一篇的原文。

黄帝问曰：余闻古之治病，惟其移精变气，可祝由而已。今世治病，毒药治其内，针石治其外，或愈或不愈，何也？

黄帝问道：我听说古时治病，只要对病人移易精神和改变气的运行，用一种“祝由”的方法，病就可以好了。现在人治病，用药物治其内，用针石治其外，有的病能好，有的病不能好，这是为什么呢？

在这儿，出现了一个词“祝由”，说上古治病都是用祝由法。从现存的典籍来看，“祝由”一说最早见于《黄帝内经》中的《素问》和《灵枢》。在清代仍有流传，叫“祝由科”。

祝由之“祝”，指祷告，大家看这个“祝”字，从“示”部，凡是从示部的字都跟祭祀有关，比如祈祷，比如祝福。“示”字，底下是一个木桌，上面摆一个祭品，就叫作示部。“祝”字，右上是个“口”，表示祷告，“口”下边是个跪着的人。所以“祝”字就是一个巫师跪在祭桌前叨叨咕咕。

中国古代的巫师，叫作女巫男祝。就是说从事这个职业的，女子称“巫”，男子称“祝”。上古巫医的主要手段是祝由，即祝说病由。“祝”，又有“咒”的意思，“由”就是病由、病因，所以祝由就是咒说病由以驱病之意。

“祝由”曾经是轩辕黄帝亲赐的一个官名。当时能施行祝由之术的都是一些知识渊博、文化层次较高的人。这些人能够高瞻远瞩地看到引起疾病的生理上和心理上的原因，告知病人应该注意的事项，病人只要照做，病就能不药而愈。《左传·昭公元年》中记载医缓治晋侯病曰："非鬼非食，惑以丧志，为蛊证。"由此我们可以总结，当时的病因主要有三：一是鬼神致病，二是食物致病，三是情欲迷惑致病。

为什么古人用祝由法治病管用，今人用祝由法就不管用了呢？而且，今人治病，甚至内用吃药，外用扎针，有的人可以痊愈，有的人就是治不好，这是为什么呢？黄帝的疑惑，就是我们现今的疑惑啊！

黄帝的老师岐伯回答了他这个问题。岐伯认为，主要在于上古之人和现在的人有四大区别，导致了今天用祝由之术再也无法医治好所有人的身心之病。

让我们看一下岐伯的原文：

岐伯对曰：往古人居禽兽之间，动作以避寒，阴居以避暑，内无眷慕之累，外无伸宦之形，此恬憺之世，邪不能深入也。故毒药不能治其内，针石不能治其外，故可移精祝由而已。当今之世不然，忧患缘其内，苦形伤其外，又失四时之从，逆寒暑之宜，贼风数至，虚邪朝夕，内至五藏骨髓，外伤空窍肌肤，所以小病必甚，大病必死，故祝由不能已也。

岐伯说的这四大区别都是什么呢？

第一个区别："古人居禽兽之间，动作以避寒"。是说古人在禽兽之间追逐生存，寒冷了，人们就利用运动以祛寒冷。跟禽兽生活在一起，要随时随地保持高度的警觉。比如，上古之人都善跑，就像鹿，每吃一口草都要赶紧抬起头来向四周张望一下，时刻保持警惕。而运动，不仅可以避寒，而且可以使经脉通畅。现在的人，避寒靠的是多穿衣服和暖气、空调，而不是运动，今天的人无论是奔跑能力，还是对气候的应变能力，都已经急剧衰退了。

也就是说，古人更多的是靠本能活着，今人，在过度的物质依赖和安逸的生活中，本能退化，抵御外邪的能力变差了。

第二个区别："阴居以避暑"。夏天的时候，古人会顺其自然，找一个阴凉的地方住。现在的人会说，我也阴居以避暑啊，我天天吹空调啊。但空调房可不属于阴居，空调房是风邪、寒邪聚集的地方。古人的阴居，是太阳下的阴凉，是树叶拂动带来的风，柔和、凉爽，是阳中之阴；而空调的凉是人造的阴寒，生、冷、硬，与古人的"阴居"已全然不同。更何况，今人经常逆天行事，比如暑天大吃生冷食品，熬夜，等等。

第三个区别是："内无眷慕之累"。古人没有现在的人那么多的家庭问题。爱，就是简单的两情相悦、小茅屋里的生儿育女，没那么多利益纷争和算计。而今人的疾患大多跟家庭问题有关，夫妻情感、家庭矛盾、房贷、儿女教育、生活竞争等，无不让人身心俱疲。现在的人恨不能把未来十年、二十年后的事情都计划好，这就会累心，伤心神；而古代资源匮乏，所以古人的思想很单纯，这顿吃饱了就去跳个舞、谈个恋爱，根本不考虑下顿饭在哪儿。

第四个区别："外无伸宦之形"。外，就指社会；伸，在这里通"绅"，指地位；宦，指官位。古人不会整天想着升官发财的事情，那时人活得简单，能吃好睡好就挺知足了。今人呢，没个知足，有了，还要更多。名、利、酒、色、财、气，统统都要，一个欲望追着一个欲望，而欲望，表面上是脑子里的事，实际上欲望乱的是心、累的是身体。

对人来说，什么伤里啊？眷慕情志之累；什么伤外呢？名利劳役伤外。所以说，岐伯算是看到了人的真正病因，守住恬淡，人就不会生大病。

岐伯接着说，“此恬憺之世，邪不能深入也”。岐伯把“动作以避寒，阴居以避暑，内无眷慕之累，外无伸宦之形”，称为“恬憺之世”，恬，有安静、美好意，有毫不动心、安然意。憺，有安定意，在这里也可以通“淡”，有清净意。恬淡，就是舒适美好、清静无为，如此，“邪不能深入也”。

紧张、焦虑，就是不恬淡，邪气就容易侵袭身体。为什么呢？人一紧张、一焦虑，气血就内收，皮毛就空虚，外邪就容易进来了。我在这里有一个经验可以分享给大家：偶尔遇到邪气大的人，我会立马启动睡眠方式，也就是让自己彻底放松，而不是迎面对抗，对抗，一伤对方，二重耗自己。而全然的放松，则会让邪气无从下手，于是两安。

有时，疾病能不能治愈，不能只看医生的手段，还要看病人的配合。如果病人内不能去忧患，外不能去劳苦，要想彻底病愈就很难。内有忧患，轻则经脉凝聚，重则五脏六腑积滞，正气大伤。外有劳苦，则生命不得其养。

今人最难的，是不能恬淡。恬淡是什么？是活明白后的无所用心，是“内无眷慕之累，外无伸宦之形”，即，不让情绪左右自己，不让名利捆绑自己。有人说：你是让人别有追求吗？还真不是，有追求就要付出代价，关键在于你能否从精神到肉体承担起这个代价。再说了，有些追求是养自己，比如学习经典；有些追求是以伤害自己为代价，所以，人心里要有个数儿。

大人呢，有时糊涂就糊涂了，顶多让自己受点罪，可在带孩子这事上糊涂，就把孩子带进深渊了。我几年前看到的一个新闻把我吓坏了，说有一个孩子高烧了两个月，一直在医院治疗，越治越治不好，后来出现了肺积水，就一直抽水，抽出四斤多像油一样的东西，最后一拍胸片，右肺看不见了！

高烧这事吧，若治疗十天都没退下来，就应该换手看了。所谓换手看，就是换个医生瞧瞧，换个思路看看。

如果“忧患缘其内，苦形伤其外”，人就会“小病必甚，大病必死”。所有的累，都是心累，都是内心不恬淡。心若不累，人就不累；心如果不累、不烦，任何事都难不倒你，心要是烦了、累了，什么都成了负担，什么都是压力。如果我心里想，《素问》有八十一篇那么长、那么复杂，心就畏惧了，就会有压力。若是一想天天解读经典，天天听闻圣人之语，心里就无比快乐，那这事就会坚持下去。所以一念之转，就会救赎我们于无常。

▶ 所有的累，都是心累，都是内心不恬淡。

所以，要想恬淡，第一，要正念。

正念，就是要少“贪嗔痴”。不是自己的不要，不该自己拿的不拿，宁肯自己吃亏，也不占任何人便宜。过自己的生活，不跟任何人攀比。凡事将心比心，受别人恩惠，要知报答。年轻时有力气、有未来，就要勤奋，少说话、多干活。

第二呢，人际关系要简单。

人啊，45岁以后，就不该被人胁迫着干事了，那么后面会有30多年的时间来自娱自乐。我呢，明白得早，大学毕业马上就要工作的时候，我就定好，人生要么有钱，要么有闲，那我要什么呢？要有闲。闲着干吗呢？看天、看地，看书、看世界，远离人际关系。有人说：人脉多重要啊！我不这样看，你自己若没价值，就谈不上人脉。按说我的人脉应该很好吧，可我从来都是：一、从不主动合影，你多大的来头，跟我没有关系；二、从不主动索要电话和加微信，最好一别两安，彼此不麻烦对方。人这一生，要跟好玩的灵魂打交道，无趣的事，无趣的人，都是应付而已，没必要浪费精力。一生，清清淡淡的，最好。

第三，当下的事当下了。

人与人的关系其实越放松越好，越直白地表露自己，生活有时就越简单。比如我会对小时工说，“哪天如果我忘了付钱，你一定要提醒我。”她说：“不用，我相信您。”“别介！你信任我，可我信不过我自己的记性，凡事一把一利索，我才不愿意为这点事记一星期，我还想省力气呢。”生活当中最经济的方法，是一切事能当场解决的，绝不拖延到明天。很多事，最好当下就说明白，当面就了，别那么心累。

谈情为什么累人呢？就是当了不了，且磨叽呢。所以，最好的谈情就是：来了，好好在一起，温柔以待，好吃好喝，欢声笑语；走了，转身就放下，该干吗干吗。总沉浸在里面，就生烦恼。

咱们接着讲原文。

“故毒药不能治其内，针石不能治其外，故可移精祝由而已”。古代“恬淡之世”，人的内心没有多少忧患，病邪就无法进入脏腑，因此不必用药治其内，也不必用针治其外，只需用移精祝由之法就可以解决问题。

“当今之世不然，忧患缘其内，苦形伤其外，又失四时之从，逆寒暑之宜，贼风数至，虚邪朝夕，内至五藏骨髓，外伤空窍肌肤，所以小病必甚，大病必死，故祝由不能已也”。当今之世的人，跟古人不同——可见黄帝时期的人已然是“当今之世”了。不同在哪里呢？忧患从内而来，劳苦形伤于外，又不能按四时规律生活，比如该生发的时候不生发，该结婚的时候不结婚，该要孩子的时候不要孩子。比如夏天就应该出汗，可偏偏猛吹空调，冬天应该多穿衣服保暖，可为了漂亮却衣着单薄，这些都属于忤逆寒暑，导致贼风邪气屡屡侵犯人体，内伤五脏骨髓，外伤空窍肌肤，由此，小病一定加重，大病一定会死，这时，用“毒药治其内，针石治其外”都不见得有效了，更别提祝由法了。

今人看到岐伯的这段话，肯定无语。都说《黄帝内经》是三千年前的书了，可哪一句没说到今人的痛处呢？！

关于这一段的“贼风”，咱们再稍微解释下。

《灵枢·岁露论》有曰：

黄帝问于少师曰：余闻四时八风之中人也，故有寒暑，寒则皮肤急而腠理闭，暑则皮肤缓而腠理开，贼风邪气因得以入乎？将必须八正虚邪乃能伤人乎？

黄帝问少师：我听说四时八风伤害人体，有寒暑气候的不同。寒冷时，人的皮肤紧束，腠理闭合；暑天时，人的皮肤弛缓，腠理开泄。贼风邪气是如何侵入人体的呢？是必须遇到四时八风反常的时候才伤人吗？

少师答曰：不然。贼风邪气之中人也，不得以时，然必因其开也。其入深，其内极病，其病人也卒暴；因其闭也，其入浅以留，其病也徐以迟。

少师回答说：不尽是这样。贼风邪气侵害人体，并不按四时气候，关键看是否内虚。人体皮腠开泄，邪气就会乘虚而入，邪气内陷，发病突然，病情就重，甚至会死人。如果皮腠闭合，即使邪气侵入，人体正气不亏，邪气也就停滞在表浅部位，病势就会较轻，发病也比较迟缓。

所以，虚邪贼风伤人，关键在于人体内虚。“正气存内，邪不可干”永远是要点。

二 古代中医十三科

咱们看下古代学医都学习什么吧。

在《周礼》中，对医生的等级做出了具体的界定。

在《周礼·天官冢宰第一》中，设立了四种不同职责的医官；食医、疾医(内科医生)、疡医(外科医生)、兽医。

1. 食医

《周礼·天官冢宰第一》中说：

食医掌和王之六食，六饮、六膳、百羞、百酱、八珍之齐。凡食齐视春时，羹齐视夏时，酱齐视秋时，饮齐视冬时。凡和，春多酸，夏多苦，秋多辛，冬多咸，调以滑甘。凡会膳食之宜，牛宜稌，羊宜黍，豕宜稷，犬宜粱，雁宜麦，鱼宜菰。凡君子之食恒放焉（放，通“仿”，仿照）。

这段翻译过来就是：食医掌管调和王的六种饭食、六种饮料、六种牲肉、各种美味、各种酱类、八种珍肴。其大致规律是：饭食应比照春天（以温为宜）；羹汤应比照夏天（以热为宜）；酱类应比照秋天（以凉为宜）；饮料应比照冬天（以寒为宜）。凡调和食物的滋味，春天应多一些酸味，夏天应多一些苦味，秋天应多一些辛味，冬天应多一些咸味，四季的饮食都要调和一些能使之变得柔滑和甘甜的食品。凡调配牲肉和饭食，牛肉宜配合稻饭，羊肉宜配合黍饭，猪肉宜配合稷饭，狗肉宜配合粱饭，鹅肉宜配合麦饭，鱼肉宜配合菰饭。凡君子的膳食都仿照这种调配原则。

什么是文明古国？文明古国，很重要的一点是美食、美服，这背后自然包含着精神的审美，没有精神的恬淡，人是无法享受这些的。再者，王宫中把“食医”列于众医之首，说明了当时对食养、食疗的重视。

食医里最有名的就是伊尹，他是商汤的大厨师，因为善于调和饮食而受到商王的赏识，后被破格提拔当了宰相。

伊尹著有《汤液经》一书，可惜年代久远，该书现已失传。此书主要是介绍各种饮食的匹配之法，也是中药方剂书的最早来源。因为此书，伊尹被称为中国的“方书之祖”。

伊尹在书中讲述了许多调配食物的方法。比如吃猪肉可治病：猪是水畜，属北方。按照五行与五脏的对应关系，上为南，属火，对应心；下为北，北为水，对应肾。所以假如有人出现心神恍惚的症状，可吃猪心汤镇心神，把肾水填足后就能上济心火，心病就可以得到医治。这是运用了水能克火的原理。

厨师每天做饭讲究各种食物、味道的调配，其实用兵打仗也好，治理国家也好，也都是一个调配的问题，可谓异曲同工。食物是众生，身体里的五脏六腑也是众生，社会人群也是众生，它们的核心是一样的。也正因此，食医被认为是最高等的医生。

2. 疾医

《周礼·天官冢宰第一》记载：

疾医掌养万民之疾病。四时皆有疠疾：春时有痟首疾，夏时有痒疥疾，秋时有疟寒疾，冬时有嗽上气疾。以五味、五谷、五药养其病，以五气、五声、五色视其死生。

这段话是什么意思呢？就是说疾医掌管给老百姓看病治病。一年四季都有疾病流行：春天最容易得的病是头痛病；夏天容易得瘙痒、疥疮类的病；秋天容易出现忽冷忽热的疟寒病；冬天容易出现咳嗽、气喘等病症。那么“疾医”要做的就是：用五味、五谷、五药来治疗患者的疾病，观察五气、五声、五色，看其是必死还是可以治好。

3. 疡医

疡医是指专门治外科皮肤疾患的医生。可见古时候患这种疾病的人很多。《周礼·天官冢宰第一》说其职责是：

疡医掌肿疡、溃疡、金疡、折疡之祝药（祝，通“注”，外敷）、**劀杀之齐，凡疗疡，以五毒攻之，以五气养之，以五药疗之，以五味节之。**

上古之时，我国的医学就已经分科细化，不是说是个医生就能掌握所有的医术。事实上，那种精通各种医术的医生十分罕见，很多医生只擅长医治某一类的病症。

4. 兽医

兽医掌疗兽病，疗兽疡。凡疗兽病，灌而行之，以节之，以动其气，观其所发而养之。凡疗兽疡，灌而劀之，以发其恶，然后药之，养之，食之。

兽医算最末等的医生了，因为他们的医治对象已经不是人了。古时也有兽医，不过那时很少有人养宠物，所以兽医那时主要医治的是能下地干活的牲畜，而不像今天，主要是猫啊狗啊的。

在《周礼·天官冢宰第一》中还规定了医师的年终考核方法。原文是：

医师掌医之政令，聚毒药以共医事。凡邦之有疾病者，疕疡者造焉（造，到达），**则使医分而治之。岁终，则稽其医事**（稽，考察），**以制其食**（食，指俸禄）。**十全为上，十失一次之，十失二次之，十失三次之，十失四为下。**

由此，医师又分为五等：十个病人全治愈了的，为上等医生；十失一次之；十失二次之；十失三次之；十失四为下。即，十个病人有四个没治好的，就为下等医生。也有人把这句翻译成：凡病都能准确诊断的为上等，有十分之一不能诊断准确的为次等，有十分之二不能诊断准确的又次一等，有十分之三不能诊断准确的又次一等，有十分之四不能诊断准确的为下等。在我看来，光诊断准确还不够，必须有治疗效果才好。当然了，医生若是能判断出病人的病已然救不得了，也是知生死的高手。无论如何，我是真喜欢这种考核制度啊！如果现在中医还有这种考核制度，大家就都精进了，就不必靠卖药挣钱而是靠本事挣钱了。

到了唐代，有“太医署”，这大概是最早的医学院吧。下设四科一园。四科，指医科、针科、按摩科、咒禁科；一园，指药园。其中，医科学习《本草》《甲乙经》《脉经》等。针科学习“经脉”“孔穴”及九针补泻之法。按摩科学习“消息导引之法”和正骨复筋等技术。咒禁科学习“祝由”。

宋代医分九科：大方脉（内科）、风科、小方脉（儿科）、眼科、疮肿、产科、口齿兼咽喉科、针灸科、金镞科。元代扩大为十三科，加杂医科、祝由科、禁科等。

明代分十三科，多按摩、祝由、伤寒等科。

直到清代，才去掉祝由科、咒禁科等，多了个痘疹科。

那么，十三科都能具体治疗哪些病症呢？

一曰大方脉科，主治伤寒痰喘，及一切内症。

二曰诸风科，主治麻木痈痪，及一切中风。

三曰胎产科，主治胎前产后诸病，及一切妇科异症。

四曰眼目科，主治青盲白翳，及流行眼疾。

五曰小儿科，主治惊风潮热，及一切幼科杂症。

六曰口齿科，主治牙痛鱼鲠，及一切喉症。

七曰痘疹科，痈疽疔毒，及淋浊科。

八曰伤折科，主治压伤骨断，及跌打损伤。

九曰耳鼻科，主治耳聋鼻衄，及一切耳鼻病。

十曰疮肿科，主治癞疥顽癣，及无名肿毒。

十一曰金镞科，主治箭伤枪伤，及刀斧铁器伤。

十二曰书禁科，主治镇邪驱鬼，及辟毒截疮。

十三曰砭针科，主治疯癫，及筋骨疼痛。

按理说，中医讲究整体观，是不分科的，但是在古代，毕竟术业有专长，所以古代实际上是分了这么十三科。下面咱们具体说一下这十三科。

大方脉科，专门治疗成年人疾病，大体相当于现在的内科。

诸风科，实际上是大方脉的一个分支。宋、元时强调风邪在致病诸因素中的重要性，因而独立设科。其实这个病的病因还是在内，但外在表现更明显，比如瘫痪、头摇晃、肢体摇摆，因为跟肝风内动有关，所以叫“诸风科”。

《内经》病机十九条中说：“诸风掉眩，皆属于肝。”掉，指来回摆动；眩，指头晕目眩，“诸风掉眩，皆属于肝”，指风邪会引起的肢体震颤、头晕目眩之证，风邪内应于肝。这包含两个方面。首先，如果人体内不虚，外面的风邪对人体就不起大作用，但如果人体内部风邪过盛，就会得肌肉瞤动症，比如那些得面肌痉挛的病人，通常都是特别暴躁的人，而且这种人夫妻关系一般都非常紧张。大家一定要记住，病，都是自己作出来的，不是别人给你种进去的，只要得病了，就要应该先反省自己。肝主藏血，如果肝血虚，就会血虚生风而致手足晃动，或者是生一口大气，久而血瘀，头就会不自觉地颤动。另外一个方面是，肝主疏泄，一旦气机失调，头目失养而致头晕目眩，血压也会升高。更严重的，肝主筋，筋脉失养而致手足抽搐。

下面，我们重点讲一下古代的胎产科。

胎产科，可以说是古代医学中很独特的东西。比如张仲景的《金匮要略》中专门有《妇人妊娠病脉证并治第二十》。其中有描述妊娠反应的："师曰：妇人得平脉，阴脉小弱，其人渴，不能食，无寒热，名妊娠，桂枝汤主之。"是说妇人脉象平和，只是尺部脉象稍弱，口渴，不能进食，没有恶寒发热，这是妊娠反应，用桂枝汤治疗。妊娠呕吐不止，干姜人参半夏丸主之。

古人在胎孕问题上一向小心，尤其害怕妇人小产。妊娠12周以内，胚胎自然殒堕者，现代称为"胎停育"；妊娠12 ~ 28周，胎儿已成形而自然殒堕者，中医称为"小产"。明朝人万全写的养生书籍《广嗣纪要》中提到：小产甚于大产，瓜果生而摘之，岂不伤其枝蔓，养生可不慎哉？意思是，生育孩子就像瓜熟蒂落，应该是件顺其自然的事情，而流产相当于将生瓜生果硬摘下来，一定会损伤枝蔓。

在十多年前，我写过一本《〈黄帝内经〉胎育智慧》，当时也是有感而发，因为我发现市面上多是西医方面的胎产书，让人越看越害怕生出畸形孩子，所以我才写了这本中医方面的胎产书，也确实帮到了许多人。很多人说她们就是按照书里面讲的，在怀孕、生产及产后进行保养，母亲和孩子都很健康。

导致小产的原因有以下几条：

1. 奇数月易流产

小产一般在怀孕后的第三、五、七个月最容易发生。古人认为，三、五、七都是奇数，奇数属阳，而阳主动，所以流产的可能性就会相对大一些。

此外，我在《〈黄帝内经〉胎育智慧》中讲过，怀孕三个月时是母体的心包经在养胎儿，五个月时是脾经，七个月时是肺经，而心包、脾、肺这三条经络分别为厥阴、太阴、太阴，都带“阴”字。这三个月里如果母体的阴血出现问题，就容易导致流产。所以怀孕的女性要特别注意这三个月份，小心养护身体，以避免流产。

如果是怀孕三个月以后流产，等到下一次怀孕，在同样的时间，也容易再次流产。西医简单称之为“习惯性流产”，但并没有给出原因。不给出原因，如何能确保下次不出现同样的原因呢？

中医的辨证就在于爱寻根究底，它会具体分析流产的原因。比如，如果是五个月时流产，就很有可能是脾经的问题，那么第一次流产后的调理重点就要放在调脾经上，通过中药或其他方法，使脾经的功能强大起来，下次就不容易出现同样的问题了。假如是七个月时流产，就很有可能是肺经的问题，那身体的调理重点就应该在肺经上。

所以有流产经历的女性朋友，最好还是找个好中医看一下，把身体调理好了再怀孕。

2. 气血不足，导致小产

母亲先天禀赋不足、气血虚弱容易导致小产。

明代医学家张景岳认为：气虚则提摄不固，血虚则灌溉不周，所以多致小产。

女子之血，在下为经水，在上化为乳汁。一旦怀孕，则经水不动，乳汁不行，血全聚于子宫，用来养护胎儿，因此血足则胎儿发育有根基，血不足则胎儿多困。所以在临床上，我们就要仔细分辨，流产的患者究竟是气虚导致收摄不住，还是血虚导致胚胎不发育。然后根据具体情况，或补血，或补气，将母亲的身体调养好，这样才能生出一个健康的宝宝。

3. 不良生活习惯导致小产

纵欲、劳恐、恼怒等不良生活习惯或脾气，容易导致小产。

但现代生活有两个问题要在这里特别提一下：

一是现在有些女孩太过任性骄纵，一旦怀孕，更刁蛮无理，情绪变化大，一点小事就大闹特闹，这些不良情绪可能会导致身体产生有毒物质，侵害胎儿。曾有一对夫妇产下一个脑瘫患儿，妻子抱怨丈夫找的医生不好，产程太长，丈夫则指责妻子在怀孕中多次无理取闹、寻死觅活……所以女人怀孕后一定要性情淡泊，如果骄纵太过的话，容易影响胎儿。

二是现在一些男人生性风流、责任心不强，在妻子怀孕时有出轨的行为，一旦被妻子知晓，在她内心掀起的惊涛骇浪可想而知，重则流产，轻则胎儿受惊，易患癫痫。所以父母的自爱、自重在这时显得尤为重要。

4. 外伤和不健康的食品导致小产

外伤容易导致小产。不少孕妇都是因为腹部受到碰撞，或是挺腰拿挂在高处的物品时引发流产。

关于不健康的食品有两点：一来现在的环境污染严重，很多食物上农药残留物过多；二来孕妇吃多了大寒性的食物就容易伤气血，导致流产。

如果有流产的毛病，仲景先师用的是“胶艾汤”：妇人有漏下者，有半产后因续下血都不绝者，有妊娠下血者，假令妊娠腹中痛，为胞阻，胶艾汤主之。

平时妊娠养胎，仲景先师用的是“白术散”。

但毕竟怀孕期间，孕妇很怕服药，医生也怕担责，所以也不愿给孕妇开药。那么怀孕妇女要怎样保胎呢？保胎其实很简单，不用吃什么补药，主要记住以下四点就行：

1. 安睡勿劳

孕妇一定要保障好睡眠，不要过度劳累。睡眠是养阴血的好办法，阴血足了，阳气才有的运化；过度劳累会使胎盘的血液供应不足，胎儿的发育就会受到影响。

2. 保胎饮食禁忌

我们已经多次说过了，孕妇要补气血，但千万不要以为补气血就是吃补品，孕妇要做的就是好好吃饭，靠食物来补气血。

古人认为，保胎的最佳食品是猪肚，此外还有猪肺、鲫鱼、白菜、海参、菠菜、莲心、莲藕、山药等食物。孕妇到了妊娠六个月、七个月以后，可以多吃一点麻油。麻油能帮助孕妇解毒。临产前，腐竹也可以多吃一点。古人认为腐竹性滑，最能帮助生产，使得生产顺利，减少痛苦，即有滑胎的作用。

保胎忌讳吃姜，民间说是怕长六指，其实是因为姜的生发之力过旺，不利于养胎。我们会看到，采下来的姜即使放在空气中，也能长出新的芽来。还有，辣椒也不能吃，因为辣椒过于辛热，辛热伤胎。现在都市中爱吃辣的人越来越多了，这其实是元气虚弱的一种表现，这说明现在身体处于亚健康的人很多。但孕妇既然怀孕了，就暂时不要吃辣椒了，对胎儿发育不好。

保胎还忌讳吃蟹，一来怕“横生”，即孩子横着出来，会导致难产，这也是古人的一种取象思维；二来，蟹属大寒，不宜多吃或根本就不要吃了。

古人保胎还忌吃煎炒野味，因为野味多有轻微毒性，对胎儿不利。

此外，孕妇在上火或外感的时候，要少吃油腻，少吃辛辣的食物。因为得外感时，元气都被调动起来去和外邪打仗了，这时吃油腻辛辣之物只会增加体内负担，不会增加营养。节制饮食做得好，那些代谢性疾病的发作就会明显减少。这是孕期保胎的一个要点。

还有就是，孕妇吃生冷之物不好，损伤脾胃。也不要吃太多酸的食物，孕妇肝阴不足则喜酸味，但过食酸味也会收涩太过，伤脾胃。婴儿在母腹为阳物，偏热性，所以孕妇过食热食对胎儿也不好，易形成胎毒。

3. 防腰痛

腰痛极有可能导致堕胎。如果孕妇出现腰痛，一定要及时加以护理和救治，尽快去正规的医院进行检查、调养。

4.调情志

过去的妇女，怀孕以后不会啥活儿也不干，大多还是在田间劳作，只是强度会减小一些，就是让胎儿自然地生长，到瓜熟蒂落的时候，孩子自然就出来了。但古时由于医疗卫生等条件差，易导致小产。现在医疗卫生条件好了，人们养尊处优，吃得又很好，为什么小产仍然很多呢？

其实原因很简单：现代人思虑太重了。我们现在的人，就喜欢把简单的事情复杂化，再加上从小娇生惯养的，女孩子都很娇气，爱发脾气，爱闹情绪，加上现在女性的工作也很忙，压力大，内心就更容易产生焦虑，这就成为小产的第一杀手。再有呢，有的女孩子在结婚前有多次堕胎史，导致怀孕就很难，而保胎更难。

怀孕时要注意避免的情绪问题有以下几点：

1.勿惊恐。否则孩子易患癫痫症。十月怀胎中，惊吓对胎儿的影响最大，因为五脏里肝主惊，惊恐就会伤到肝，而肝所对应的神明为魂，魂属于阳神，阳神主动，所以孕妇一旦受到惊吓，伤了魂的话，小孩子就有可能患上先天癫痫。

2.勿抑郁。否则孩子易患结核类疾病。怀孕期间的母亲不能过度抑郁、忧伤，抑郁伤脾胃，脾胃一伤，血就不足。肺主忧，忧伤过度则伤肺和皮毛。而且人一抑郁气机就会被憋，大人被憋，孩子的气机也会被憋住，因为母子连心。中医讲究气血，气血是人正常活着的根本，一旦孩子气机被憋，就容易对肺造成损害，孩子以后就有可能患上结核一类的病症。

3.勿大怒。否则孩子易脾气暴戾。怀孕期间的母亲不要生大气，怒则气上，气血全在头上，下焦气血就不足，孩子就得不到供给。说实话，一点气不生是没人能做到的，但要学会调整自己，告诉自己没什么事是过不去的。往往女人跟丈夫一生气，就容易把过去那些陈芝麻烂谷子的事全勾出来，一瞎想，就想不开，结果越气越大。生大气就有可能导致生的孩子性格暴躁、乖戾。所以，为了孩子，啥气都要放下，看看大河大川，天地变换，我们人不过是宇宙的一粒沙尘而已，能有啥事过不去呢。

4.勿药饵。否则易破血动胎。不要多吃药，是药三分毒，如果吃多了药或者吃错了药，有可能破血动胎。破血动胎是古代的一种说法，意思是易导致生出的孩子得一些奇奇怪怪的病。所以在服药方面，我们确实要谨慎。

5.勿妄语、妄念。否则孩子易逆反。勿妄语，就是孕妇不要说谎话，不要骂人，不要说挑拨离间、两面三刀的话，更不要说淫秽的或不符合礼仪的话。因为孩子天天跟着妈妈，孩子最熟悉的声音就是妈妈的声音。妈妈怎么说话，说话的样子是什么，都会影响到孩子。所以作为母亲，说事说正事，别说闲事、恶事。

勿妄语的思想根源在于不要有妄念。这其实强调的是一种修为。中国人特别注重修为，要求做人要善良，思想要端正。不要小瞧了念头的作用，一个念头可能就是一个恶的因，最后就能结出恶的果。如果怀孕期间孕妇总爱说妄语，动妄念，孩子出生后就有可能与常人常理悖着来，行事思维都会比较忤逆。

讲完怀孕，就得讲生产了。

现在大家都是去医院生产，过去的人都在家里生。生产前一般都要找个稳重的老太太，俗称“稳婆”，来帮助指导生产。

古代的生产挺有趣的，除了找稳婆外，还会准备一些器具，其中第一要准备的就是草纸，又名马粪纸。这种纸的颜色为黄色，特点是非常厚实，非常绵软，吸水力特别强。

生产时，产妇站立，将马粪纸放在产妇脚底下，然后稳婆从身后抱住产妇，以防产妇摔倒。有人该问了，为什么会是站姿呢？电视上古装戏里不都是躺着生吗？其实这里边有谬误，过去生孩子，流行的姿势是站姿或半蹲，这样才好使劲，方便生产。其实现在国外也开始流行站姿生产了，很多国外的医院都安排站姿生产，为了避免产妇劳累，常以健身球做辅助。

稳婆从后面抱着产妇，手在产妇肚子上从上往下一下一下地推，这样，产妇就有生产的欲望了，配合着一用力，孩子就下来了，刚好落在准备好的草纸上，这也是自古管孩子出生叫“落草”的由来。

稳婆在过去的生产中非常重要，如果稳婆不稳，就容易造成难产。

现在已经没有稳婆了，但道理是一样的，要想生产顺利，要寻找一个好的医院，一个好的妇产科，找个临床经验丰富的产科医生，而不是找学历高的博士。

相对于生产，现在产后的问题更大。

而《金匮要略·妇人产后病脉证治第二十一》专门讲了产后的问题。

问曰：新产妇人有三病，一者病痉，二者病郁冒，三者大便难，何谓也？

有人问道：刚生了小孩的产妇有三种病：一是痉病，二是郁冒，三是大便困难，这是为什么？

师曰：新产血虚、多出汗、喜中风，故令病痉；亡血复汗、寒多，故令郁冒；亡津液，胃燥，故大便难。

老师回答说：由于刚生小孩后血虚，出汗多，容易感受风邪而患痉病；（现在有个奇怪的现象，有些月子中心让出了月子的妇女再去做一次汗蒸调理。这是万万不可的。妇女在月子里本来就虚汗腾腾了，再发汗，容易受寒。）产后失血多，加之汗多亡阳，容易感受寒邪，所以发生郁冒之症；产后失血、汗多，津液耗损而胃中干燥，所以大便困难。

产妇郁冒，其脉微弱，不能食，大便反坚，但头汗出，所以然者，血虚而厥，厥而必冒。冒家欲解，必大汗出。以血虚了厥，孤阳上出，故头汗出。所以产妇喜汗出者，亡阴血虚，阳气独盛，敢当汗出，阴阳乃复。大便坚，呕不能食，小柴胡汤主之。

产妇患郁冒病，她的脉象微弱，呕吐，不能进食，大便干结坚硬，只是头部出汗，之所以会出现这些症候，是由于产后血虚，阳气厥逆而引起。阳气上逆而昏厥，若得周身汗出，则说明昏厥将解除。因为血虚阴亏，阳气独盛，而孤阳上出，挟阴津外泄，所以只是头部汗出。之所以产妇容易出汗，是由于阴亏血虚，阳气收摄不住，因此必须全身汗出，通过汗出使阳邪减弱，使阴阳重新趋于相对平衡。这时，如果大便干结，呕吐，不能进食，用小柴胡汤治疗。

另外，还有《妇人杂病脉证并治第二十二》：

妇人伤寒发热，经水适来，昼日明了，暮则谵语，如见鬼状者，此为热入血室，治之无犯胃气及上二焦，必自愈。

妇人感受寒邪而发热，恰逢月经来潮，白天神志清楚，夜晚则神昏谵语，说胡话，精神错乱，好像见到了鬼一样，这是热入血室。治疗时不要伤害胃气及上、中二焦，病必然会自愈。

产后腹中疼痛，当归生姜羊肉汤主之；并治腹中寒疝虚劳不足。

师曰：产妇腹痛，法当以枳实芍药散，假令不愈者，此为腹中有干血着脐下，宜下瘀血汤主之；亦主经水不利。

下瘀血汤方：大黄二两 桃仁二十枚 䗪虫二十枚（熬，去足）。

右三味，末之，炼蜜和为四丸（36丸），以酒一升，煎一丸，取八合，顿服之，新血下如豚肝。

产后七八日，无太阳证，少腹坚痛，此恶露不尽不大便，烦躁发热，切脉微实，再倍发热，日晡时（傍晚）烦躁者，不食，食则谵语，至夜即愈，宜大承气汤主之。热在里，结在膀胱也。

产后风，续之数十日不解，头微痛，恶寒，时时有热，心下闷，干呕汗出，虽久，阳旦证续在耳，可与阳旦汤。（即桂枝汤。）

产后，中风发热，面正赤，喘而头痛，竹叶汤主之。

竹叶汤方：竹叶一把 葛根三两 防风 桔梗 桂枝 人参 甘草各一两 附子一枚（炮）大枣十五枚 生姜五两。

可见，张仲景对女子胎产不仅重视，而且方法颇多。

十三科里的第四科是眼目科，主治青盲白翳，及流行眼疾。我们说过，肝开窍于目，所以眼睛是脑力最外散的一个地方。青盲白翳本属于老年病，过去的人，耗散排在第一位的是“精”，但现在的人，耗散排在第一位的是“眼睛”。患眼疾的年轻人越来越多。

青盲症，眼生白翳，有点像咱们的现在白内障。唐代有一种医术，叫“金针拨障术”，最早见于唐代王焘的《外台秘要》一书中。《外台秘要》对白内障各期症状有简单扼要的描述：白内障眼病初起时，患者“忽觉眼前时见飞蝇黑子，逐眼上下来去”——这不就是所谓的“飞蚊症”吗！患者病情发展一般缓慢，“渐渐不明，久历年岁，逐致失明”。关于此病的鉴别症状，白内障患者除视力变化外，眼与头部的感觉“不痛不痒”。眼部检查，发现“唯正当眼中央小珠子里，乃有其障，作青白色”。书中对白内障与眼底病也进行了鉴别，指出眼底病“外形不异，只不见物而已”，或“眼中一无所见”，即眼中没有青白色的内障。而白内障病患后期，患者虽不能辨别人物，但仍有光感，可以知道白天与黑夜。治疗方法，白内障后期，宜用金篦决，一针之后，豁然开去而见白日。针讫，宜服大黄丸，不宜大泄。不知现在还有没有人会此术。

五脏六腑之精气都灌注于目，眼睛的问题，是全身的问题。本来人眼睛出问题，应该是衰老所致，可现在大家过度用眼，熬夜失眠，所以年纪轻轻眼睛就都出问题了。有人会说玩手机会死人吗？玩手机不会死人，但成天不睡觉，一定会死人。所以说现在有些人的病都是自己“作”出来的。

比如，现在人总低头看手机就是一个问题，久而久之，脖子就变成乌龟脖，颈部会鼓起一个大包，瘀阻了经脉，久之会头痛、记忆力衰退。而晚上躺在床上刷手机，又会造成颈项僵直，手臂麻木，再黑着灯，眼睛也跟着坏掉了。所谓休息，就是要闭上眼睛，五脏六腑的神气都聚集在眼睛上。你睁眼看手机，就是把五脏六腑的气血都往上调，不仅得不到休息，还伤五脏六腑。休息嘛，就是要让气机下沉，五脏六腑气机全部归位，才能各干各的活儿，而不是全体只干一个活儿。

《内经》说：“目者，心使也。心者，神之舍也。”是说眼睛的视觉功能，主要受心的支配，这是因为“心主藏神”的缘故。“故神精乱而不转，卒然见非常处，精神魂魄，散不相得，故曰惑也”。即，精亏则神散，真阴与真阳互根的关系紊乱而不能交通运转，人就会目光呆滞，甚至会看到不寻常的异象，比如飞蚊症、斜视症等。精亏则神乱，魂飞必魄散，如此心神不安，精失神迷，就会出现迷惑眩晕症。

今人的眼病有哪些呢?

眼睛发直，不灵活，是手少阴心经的毛病。总之，眼睛有神无神跟心神有关，目光呆滞与心神有关，眼睛生不生血丝跟心精有关。养眼，就要养神，就要养心。

目黄泪出，属阳气收敛不足，是膀胱足太阳之脉的病。

现在人多眼酸、眼胀痛、眼皮抽搐、眼干涩、畏光流泪、头痛、头晕、恶心、烦躁等一系列视疲劳症状，基本都跟过度使用眼睛有关。

而重症肌无力在发病初期患者往往感到眼睛或肢体酸胀不适，或视物模糊，容易疲劳，天气炎热或月经来潮时疲乏加重。其症状表现是：眼皮下垂、视力模糊、复视、斜视、眼球转动不灵活等。

眼底出血一般是因为眼压高。但眼底出血不是一种独立的眼病，而是许多眼病和某些全身疾病都可能出现的症状。全身性的血管、血液病变都可以从视网膜及其血管反映出来，同时也可直接引起视网膜的出血性病变。

这些病的主要原因是：1.阳气衰弱，不能带精气上头。“阳气衰竭于上”的，还有几个表现，比如记忆力衰退，还有就是面容憔悴、发鬓斑白、脱发等。2.肝主目，气血衰败，眼睛就花，酸痛、干涩。现在过度用眼导致的眼睛干涩、视力模糊、眼压高、飞蚊症等，大多跟肝血虚有关。

保护眼睛的五个方法：1.熨目，把劳宫搓热后熨眼。2.按摩后脑勺的“后眼穴”（也就是在眼睛正对的后脑勺有两个小坑儿，眼压高的那里会凸起）。这是个书上没有记载的奇穴。有些家长坚持给孩子按摩此穴，孩子的散光可以很快得到改善。3.常转眼珠。这个呢，可以多做八段锦之“五劳七伤往后瞧”和“攥拳怒目增气力”两个动作。或找个戏曲老师学习一下，还能学会眉目含情什么的。眼睛的病到了视网膜脱落、眼底黄斑和飞蚊症时，就严重了，就得把脉吃药了。4.做眼保健操。按揉睛明穴、四白穴、风池穴等，这些穴位都是保护眼睛的大穴位。我们小的时候，天天课间做眼保健操，眼睛就能得到有效的保护。5.生命最怕过用，别熬夜，别带手机进卧室，少看手机，少刷抖音，就是对眼睛最大的养护。仰卧，双眼轻轻闭合，同时卷舌。闭眼养肝，卷舌养心。现在眼睛干涩的人多，嘴巴干燥的人多，如此静卧一会儿，就会唾液满口。

▶ 生命最怕过用，别熬夜，别带手机进卧室，少看手机，少刷抖音，就是对眼睛最大的养护。

有人说，不看微信干吗啊？能干的事太多了，比如打八段锦，陪孩子玩，搂着老婆说话，给花儿拔拔草、拍拍照。没事儿出去走一圈，在太阳底下眯一觉，读读书，学学厨艺……多少事啊，这些事其实都比微信重要，而且有益于健康。

第五科是小儿科，也就是现在的儿科，主治惊风潮热，及一切幼科杂症。《太平圣惠方》说：“襁褓至一岁，曰牙儿。二岁曰婴儿，三岁曰奶童，四岁曰奶腥，五岁曰孩儿，六岁曰小儿，以至十五岁，皆以小方脉治。”古代对小孩子真是关爱备至啊。

小儿科又名幼科、哑科，因为小儿不会表述，所以只能看症状。虽说小儿科主治惊风潮热，但实际上主要是集中在惊风，也就是发热。发热是每个小孩都要面临的问题，而不发热的孩子，可能会出更大的问题。

没有什么事比孩子发热更让父母抓狂的了。西医认为发热是人体在进化中获得的一种对抗病原微生物感染入侵的有益的保护性机制。对于感染性发热而言，发热本身是机体免疫系统清除感染源的表现之一，除非高热以及患者感到严重不适、强烈要求外，通常可不急于使用解热药等药物，对于高热患者必须进行物理降温处理。

先说小儿发热。两岁以内的小儿发热，中医有个理论叫小儿变蒸，又称“变蒸”，俗称“生长热”，这是古代医家用来解释婴幼儿生长发育规律的一种学说。这个学说首见于西晋王叔和的《脉经·平小儿杂病证第九》，曰：“小儿是其日数应变蒸之时，身热脉乱，汗不出，不欲食，食辄吐见者，脉乱无苦也”。是说小儿变蒸时会出现发热、脉乱、不出汗、不想吃东西或呕吐的现象。明代医家张景岳认为：小儿每经一变一蒸，情态即异。轻则发热微汗，重则壮热，脉乱而数，或汗或吐或烦或啼烦渴。轻者五天可痊愈，重则七天可痊愈。其表现与伤寒相似。其治法，轻者，微微发表即可，就是让孩子出点汗。如果你不敢用药，没有关系，先给孩子刮刮大椎，揉揉肺腧，再按摩下后背和风池，等孩子出汗了，睡一觉，孩子也许就好了。实热者，微微让其下利即可，也就是揉揉孩子的肚子，只要大便正常，很快就能退热。总之，不可深治太过。但也有孩子没有这些问题，如果婴儿不热、不惊，没有什么症状，这属于暗变，是胎气壮实的表现。

经历了“变蒸”后，孩子的认知与情感发育就会有明显的变化。变者，指变其情智，发其聪明，主要是指精神发育；蒸者，蒸其血脉，长其百骸，主要指形体发育。两岁以内的小儿，由于生长发育旺盛，其血脉、筋骨、脏腑、气血、神志等各个方面都在不断地变异，蒸蒸日上，每隔一定的时间就有一定的变化，并且还可表现出一些症状，如发热、烦吵、出汗等。如果小儿精神状态良好，就非病态，是小儿精神、形体阶段性生长发育的一种生理现象，这时如果乱用药，反而可能造成五脏受伤。变者生五脏，蒸者养六腑，变者上气，蒸者体热，小儿需得变一变、蒸一蒸，方能长一长。老人家也说：烧一回聪明一回。临床上可据其症状，辨证治疗，也有医家不主张治疗。但如果是受凉或积食等造成的发热，还是要看一下的。

关于发热，成年人，尤其是刚当上父母的，普遍存在基本医学常识有待提高的问题。有很多父母带孩子去儿科急诊看病，只是因为感冒、发热等常见小病。其实这些病没有必要去医院，孩子生病期间抵抗力下降，去医院反而容易产生交叉感染。孩子可能本来只是普通感冒发热，去了趟医院，反而被传染了其他病。普通感冒发热最好自己在家护理，等它自愈，最多体温高的时候给些退热药就行了。感冒若是病毒引起的，轻症自愈周期7 ~ 14天，症状严重的吃药可以缓解症状或者抑制病毒复制，这种情况建议去医院治疗。所以如果更多的父母能在孩子到来前多学习一些育儿知识，也能减少儿科急诊的压力，并且在孩子生病时，自己内心也不会那么焦虑。

总之，变蒸对小孩子来说有点像硬盘格式化升级，小孩子的能量聚集特别快，能量聚集到一定阶段，就要格式化升级。

关于小儿发热，我总结了几条处理方法。

1.可以用干姜、葱白（1 ~ 3茎）煮水。如果有脾胃症状，用干姜5 ~ 20克。如果表受寒，用生姜3 ~ 6片，煮好晾温后再兑点孩子的尿。早晚各一煎，共喝3服。孩子喝了如果没退烧，你再把他送医院都来得及，更何况这种情形基本上第二天、第三天就好了，直接就可以上学了。

2.小儿发热，还可以刮大椎或者灸大椎穴。

3.上热下寒，灸天枢穴。或用麻黄附子细辛汤。

4.辨证准确后，用桂枝汤、麻黄汤、四逆汤、甘草干姜汤等。但这里最重要的是脉象上的辨别，如果脉浮数、脉浮紧，可以用桂枝汤、麻黄汤；如果脉沉，就要用四逆汤、麻黄附子细辛汤等。但多数家长不会脉法，所以最安全的做法还是用生姜或干姜、葱白煮水法。有些家长心疼孩子，又加红枣又加糖的，反而会滞住姜的辛散之性，疗效自然差很多。

5.发热时，可以略微减食，并且饮食要清淡，不能强喂。孩子病愈了，自然食欲大增。

6.孩子不会装病，只要孩子精神状态好，就不必急于上药。

7.讲完十二经脉后，大家要明白，小儿发热的最佳处理方法之一就是按摩。按摩肚子和后背，若大便躁结，吃点甘草干姜汤，或揉揉肚子，拉了后，很快烧就会退下来。

可现在的父母就是孩子一发热就麻爪儿，把这些就全忘了，急忙忙地送医院，一乱用药，就寒热交激，最后变成坏证。所谓变成坏证，就是月月都来那么一次感冒发热，孩子遭罪，家长也不得安生。

十三科的第六为口齿科，专治牙痛、骨鲠及喉科诸症。早在唐代，太医署将医科分为体疗、疮肿、少小、耳目口齿、角法等五个专科，其中的耳目口齿科大体相当于现在的五官科。自宋代始，眼科已独立成科，而口齿与咽喉时分时合，等到元代分十三科后，口齿科才独立成科。元代《世医得效方》卷十七便有“口齿兼咽喉科”。

接下来我们讲一下十三科里的痘疹科，痈疽疔毒，及淋浊科。

对小儿来说，比较麻烦的就是出痘疹，其中也包括天花。我们在《异法方宜论》里专门讲了痈疮，但天花跟痈疮不同，这个是会死人的。

所以古代专门有“痘疹科”。清代的医学教育中，专门去掉了祝由科、咒禁科等，尤其是于道光二年（1822）下令禁了针灸，因为认为袒胸露腹有碍观瞻。而多出的这个痘疹科，跟清朝皇帝感染天花有关。当时的人们都知道康熙皇帝得过天花，而得过天花的人可以终身对其免疫，这也是康熙能够被选拔成接班人的一个重要原因。

天花作为一种疾病，现在已经被人类消灭了，这要归功于英国人发明的种痘技术。这种种痘技术是将牛痘苗接种在人体内，使人体获得对天花病毒的免疫力。我国古人注意到，得过天花的人终生都不会再受到天花的威胁了。于是在“以毒攻毒”的指导思想下，古人发明了“人痘法”，用于防治天花。最开始的方法叫作“痘衣法”，就是把天花患者的内衣穿在被接种者身上，结果是被接种者有可能感染重型天花而死，也有可能不会产生免疫反应。这种方法太原始，很快就被淘汰了。后来出现了“痘浆法”——采集天花患者身上脓疮里的浆，用棉花蘸上一点，然后塞进被接种者的鼻孔，使其产生免疫力。使用这种方法，感染重型天花而致死的可能性仍然很大。再后来又发明了“旱苗法”——把痊愈期天花患者脱落的痘痂研磨成粉末，再用银管吹入被接种者的鼻孔。最成熟的则是“水苗法”——把痘痂研成粉末，然后加水调湿，用棉花团包起来塞入鼻腔内。

“人痘法”最早产生于唐宋时期，挽救了成千上万人的生命，可以看作最早的疫苗。

到了明代，“人痘法”已经非常成熟，被广泛应用，并且开始向外传播。康熙皇帝得过天花，而他的父亲又死于天花，因此极力推广这种“种痘技术”。

1652年前后，人痘接种术传到日本。17世纪，俄国甚至专门派人到中国来学习痘医。此后我国的人痘接种术又传播到朝鲜、土耳其等地。18世纪初，英国驻土耳其公使的夫人蒙塔古为她三岁的儿子接种了人痘，三年后她又在英国为五岁的女儿种了人痘。

人痘接种术是一项非常了不起的发明，是牛痘发明以前人类预防天花的最有效方法，并且启发了牛痘技术的发明，成为人工免疫法的先驱。

十三科之八曰伤折科，主治压伤骨断，及跌打损伤。其实骨伤科在古代很发达，傅青主《金针度世》一书中就有关于柳枝接骨的记载：把剥去了皮的柳枝整成骨形，柳枝中间打通成骨腔状，然后放在两段碎骨头的切面中间，代替被切除的骨头，在安放时，木棒的两端和骨头的两个切面都要涂上热的生鸡血，再把一种能促进生长肌肉的“石青散”撒在肌肉上，把肌肉缝好，在接合部位敷上接血膏，夹上木板以固定骨位，便大功告成。据说，植入骨中的柳枝会渐渐钙化，成为骨骼。不知现在还有没有人会做。

九曰耳鼻科，主治耳聋鼻衄及一切耳鼻病。可见，耳鼻病也是古代常见病。

十曰疮肿科，主治癞疥顽癣，及无名肿毒。这个讲过，此不赘述。

十一曰金镞科，主治箭伤枪伤，及刀斧铁器伤。多属战伤救治的专门学科。周代称金疡，为疡医科治疗内容之一。宋代设金镞兼书禁科。元代始设金疮肿科，明代设金镞科。由于其治疗对象多为箭、剑、刀等武器的创伤，故名。

十二曰书禁科，主治镇邪驱鬼，及辟毒截疮。其实，这个就相当于祝由科。祝由科在清代以前，一直是古代医家必须要学习的科目。

十三曰砭针科，主治疯癫及筋骨疼痛。“砭”是指古代一种治病的石针。其实这也就是针灸科。针灸疗法由来已久，隋唐时就已设为专门科目，宋时有针兼灸科。

让我们回到祝由科的问题。

到底有没有鬼病?

其实，鬼邪就是阴邪，是大阴邪，因其大，则伤人重。民间有“附体说”，这个一般会在脉象上有表现，我们称之为“鬼祟脉”。鬼祟着人者，都是因为病人阴盛阳虚，外邪为鬼，通常外邪指电闪雷鸣或阴霾雾气的天气、夜间墓地、潮湿黑暗污秽之地、阴邪之人等，这些外邪都能据附于身体弱的人、阴邪寒邪重的人，这属于“同气相求”，一旦内外邪相感，就成大病。阳气充足、心态阳光者，外邪不敢近之。但也有小孩子着阴邪的，这种小孩也是阳气弱，并且受过惊吓。

治法：应该祛阴邪、寒邪，添精补髓、大补阳气，最关键的，还要强化五脏神明，养心神、强肝魂等，唯有如此，鬼邪才能离体。

祝由的核心，就是移精变气，靠什么移精变气?靠语言的力量。

那，哪些人适合做巫医呢?中医讲究“非其人勿教”“非其人勿传”，什么人适合干什么这事非常重要。在《灵枢·官能》里专门有一段讲怎么挑选不同的人做不同的事，尤其是做巫医这件事。

我们看一下《灵枢·官能》中的一段。

雷公问于黄帝曰:《针论》曰：得其人乃传，非其人勿言。何以知其可传?黄帝曰：各得其人，任之其能，故能明其事。雷公曰：愿闻官能奈何?

雷公向黄帝问道：《针论》上说，医道要遇到合适的人才可以传授，不适合的人则不能传给他。那么如何知道哪些人可以传授呢？ 黄帝回答说：要根据每个人的特点，让他承担一定的职能，并在实际工作中观察他的反应，才能清楚自己是否用对了人。

这句，可以作为人事选拔的经典语录。

古代都是师父找徒弟，现在都是徒弟找师父。师父要明白徒弟前程之所在，该传的传，不该传的坚决不传，要视其专长而传。是那块料，才能做那件事。

雷公问：具体怎样才能量材取用呢？

黄帝曰：明目者，可使视色；聪耳者，可使听音；捷疾辞语者，可使传论；语徐而安静，手巧而心审谛者，可使行针艾，理血气而调诸逆顺，察阴阳而兼诸方；缓节柔筋而心和调者，可使导引行气；疾毒言语轻人者，可使唾痈咒病；爪苦手毒，为事善伤者，可使按积抑痹。各得其能，方乃可行，其名乃彰。不得其人，其功不成，其师无名。故曰：得其人乃言，非其人勿传，此之谓也。

咱们一句一句讲啊。

“明目者，可使视色”：眼力特别好的，教他视色望诊。

这里的眼力好，可不是指视力，而是指看透人心的能力。

“聪耳者，可使听音”：听力好的，可以让他专门从事闻诊。

“捷疾辞语者，可使传论”：思维敏捷、反应快、口齿伶俐的人，可以让他传讲理论。

讲课这事，也不是人人能做的。知识结构越好，越能融会贯通，且能够清晰表达的人，才能做讲师。有一种教师呢，是把简单问题复杂化，以炫耀自己。真正的好老师，是把复杂问题大道至简，直指人心。

“语徐而安静，手巧而心审谛者，可使行针艾，理血气而调诸逆顺，察阴阳而兼诸方”：语速和缓，行动安静沉稳，手巧而且心细的人，可以让他从事针灸和艾灸工作。只有这样的人，可以调理气血的逆顺，观察阴阳盛衰，兼做处方配药这等精细工作。

这几条，就是对临床医生的要求。语速和缓，是知道“良言一句三冬暖”，要体谅病人之心。安静，就是不能心浮气躁，针法、灸法都是要循气的，不安静就根本无法知道气的存在和走向。心浮气躁，则针法乱、灸法也乱。所以我总是强调看病一定要慢慢来，要候气，要知气血之进退。同时要手巧心细，因为“医之为言意也”，稍有误差，则致人以死路，不可不慎也。最关键的还是要明阴阳、知顺逆，才能用好方子、方法。

“缓节柔筋而心和调者，可使导引行气”：肢节和缓、筋骨柔顺、心平气和的人，可以让他从事导引行气的工作。

导引行气也得候气，越慢，动作越到位，气血也就越平稳。如此，才叫功夫。功夫是用时间磨出来的。

凡初学者，都不要自作聪明。不管你初学什么，比如初学电影，初学艺术，初学画画，初学针灸，初学导引，都忌用力过猛。慢，才能心平气和；悟，才能出人意表。

凡是动不动就教你们用气的师傅都是笨师傅，一不小心就憋气，就岔气，气机一乱，则难救矣。经常有练气功的，最后就把气全弄拧巴了，然后就疯了。气顶在那儿人得多难受啊！

“疾毒言语轻人者，可使唾痈咒病”：嘴又快又毒的人，才可以做祝由。嘴毒，就是说话都能杀人，所以说这种人“言语轻人”，刻薄傲慢，比如女人对老公的冷暴力，不用枪、不用炮，可能就说一句话，就可以让他受到重创。所以不是说谁都可以干祝由、当巫医的。没有疾毒言语，就无法唾痈咒病。

所谓“唾痈咒病”，就是不管哪儿有痈毒，只要一沾上他那唾沫星子，这病就没了，只要他一开口，病邪就跑掉了。语言之毒绝对能杀人。甚至有人做过实验，把人愤怒时候的气息收集起来，可以杀死小动物。虽然实验目前存在一定争议，由此也可知，这股子怨气若是自己收了，也伤自己。可见“鬼”啊、病啊，也怕以毒攻毒，也怕狠家伙啊！

我有个闺密，反应那个快啊，说话那个狠啊，可谓刀刀见血，常常把对方说得浑身发冷、面色苍白、哑口无言。我觉得我已经够“利”的了，但就是狠话说不出口，总有双鱼星座的不忍之心，而且反应也没有她快。一见到她，我就笨嘴拙腮，恨自己笨得出奇；我若是生气郁闷了，一见到她，气就通了，现在更好了，都不用见她，我只要一想起她，就知道自己哪里错了，马上云开雾散。她呢，也渐渐吸了我双鱼的柔和之气，如同镶满钻石的宝剑，剑气已收，只有亮晶晶的宝石光芒了。但有时候碰到固执难缠不开窍的病人，我还是想让她上阵，用口舌之毒把对方治愈。

“爪苦手毒，为事善伤者，可使按积抑痹”：手爪生硬狠毒，做事经常损坏器物的人，可用他按摩积聚瘤疾，治疗顽固的痹痛。就是说这种人可以做按摩师。“爪苦”的“苦”此处通“枯”。

最后，黄帝说：“各得其能，方乃可行，其名乃彰。”按照个人的才能，发挥他的特长，各种治疗方法就能光大，而且也能使他们声名远扬。

这话说得多好啊，不知道自己才能和优势在哪里，就干不成事，也无法赢得名誉地位。

“不得其人，其功不成，其师无名”：如果用人不当，就不能成功，老师择徒不当，名声也会埋没。

“故曰：得其人乃言，非其人勿传，此之谓也”：所以说，遇到合适的人，才能传授给他，不是合适的人选，则不能轻易传授，就是这个道理。

其实，我们每个人都要擅长发现自己的能量所在，然后要善于使用自己的能量，训练自己运用自我能量的能力。如此，才能其名乃彰，也能够光大师父的技艺，并服务于众生。不是总说“男怕干错行、女怕嫁错郎”吗？先得“各得其能”，才能“其名乃彰”，否则就谈不上成功。没找对人，没用对人，则“其师无名”，老师都跟着倒霉。

那，到底有没有鬼神呢？

古语言“吾心无鬼，鬼何以侵之，吾心无邪，邪何以扰之，吾心无魔，魔何以袭之”。凡信鬼神者，只是因为心中有鬼神罢了。

远古时代认为病因有三：鬼神致病、六淫致病和七情致病。

在正史《左传》里有一位名医叫医缓，他治的病，就是鬼神致病的例子，这个我们在讲《五藏别论》篇时讲过一点点，这次详细讲一下。

原文是：

晋侯梦大厉（恶鬼），被发及地，搏膺而踊，曰：“杀余孙，不义。余得请于帝矣！”坏大门及寝门而入。公惧，入于室。又坏户。公觉，召桑田巫。巫言如梦。公曰：“何如？”曰：“不食新矣。”

晋景公梦见了一个大恶鬼，披散着头发直拖到地上，拍打着胸脯跳跃着对他喊叫：“你杀了我的子孙，太不合正义了。我向天帝请求报仇，已经得到准许了！”说罢，打坏宫门和寝殿的门闯了进来。晋景公非常恐惧，躲到了内室。厉鬼又打坏了内室的小门。晋景公惊醒后，招来桑田的巫师占卜这个梦。巫师说的情况和晋景公的梦境相同。晋景公问道："结果会怎么样呢？"巫师回答说："您吃不到今年的新麦了。"（也就是，新麦子收获前晋景公就要死了。）

公疾病，求医于秦，秦伯使医缓为之。未至，公梦疾为二竖子，曰："彼，良医也。惧伤我，焉逃之？"其一曰："居肓之上，膏之下，若我何？"医至，曰："疾不可为也，在肓之上，膏之下，攻之不可，达之不及，药不至焉，不可为也。"公曰："良医也！"厚为之礼而归之。

晋景公患上了重病，向秦国求医，秦桓公派一个叫医缓的医生去给他治疗。医缓还没到达晋国时，晋景公又做了个梦（这是这篇文章里的第二个梦），他梦见病邪变成了两个儿童（二竖，就是两个小孩，所以"二竖"在古代又是疾病的代名词），其中一个小孩说："医缓是一位良医，恐怕他会伤害我们，我们躲到哪里去呢？"另一个小孩说："躲到肓的上边、膏的下边，他又能把我们怎么样呢？！"（这就是所谓的"膏肓不治之症"。）等医缓到了晋国，诊断后说："您的病不能治疗了。因为病在肓之上、膏之下。用灸法攻治根本起不到作用，用针刺治疗也不成，而且药力也不能到达那里，所以我无能为力了。"晋景公感叹道："真是良医啊！"因为医缓说的病情跟他的梦境一模一样。（你说，古人做的梦怎么那么准呢？！）医缓的判断也确实是高，于是，晋景公送了医缓一份厚礼，让他回国了。

六月丙午，晋侯欲麦，使甸人献麦，馈人为之。召桑田巫，示而杀之。将食，张，如厕，陷而卒。小臣有晨梦负公以登天，及日中，负晋侯出诸厕，遂以为殉。

到了六月丙午日（丙为火，午也为火，这日子对心脏也是个威胁），晋景公想要尝尝新收的麦子，就让管理稻田的官员献上新麦子，让厨师烹饪。

晋景公召来了先前说他吃不上新麦子的桑田的巫师，将做好的麦子拿给他看后就杀了他（可见晋侯的残暴）。晋景公刚要吃麦的时候，突然感到腹胀，便去上厕所，结果跌入厕所而死。有个小宦官那天早晨梦见自己背着晋景公升天了，到了中午，恰好又是他从厕所里背出了晋景公，于是就拿他做了陪葬的人。

所谓鬼神，不过是“同气相求”。只要正气内存，一定邪不可干，人阳气一虚，邪气就来。学《黄帝内经》，就是要记住这些关键的眼目，比如，做人，要“婉然从物”，要随缘就势，不执着、不拘泥；做事，要“正行勿问”，只要是正确的行为，是因循阴阳之理的东西，就不要再质疑自己了，认真去做就可以了。

关于祝由，咱们做个总结吧。

祝由是上古时期最重要的治疗方法，在十三科里属于禁科，系以咒禁、画符、祝由等各种非医学方式以期治疗疾病的一类方法。

其实，自古以来，全世界就有各种非医学或非药物疗法。在西方现代医学产生之前，也有放血、磁石、陨石等各种稀奇古怪的疗法。这些方法先不论其好坏，至少可以让我们从“药物崇拜”中解脱出来，告诉我们治病的不是药，而是自己的自愈力和强烈的求生欲，提醒我们可能有另一种方式让我们的生命可以得到救赎。

比如，经常在阳光下进行体育锻炼，可以对抗抑郁症；降低体重和经常锻炼，可以降血压；经过锻炼的肌肉可以更容易接受胰岛素，使血糖下降；而降低体重可以缓解关节疼痛，等等。学习了中医经脉理论以后，更可以通过刺激人体的经络、穴位、皮肤、肌肉、筋骨等达到防病治病的目的。至于精神类疾病，现在大都依靠心理医生了。

让我非常关注和感兴趣的是产生于19世纪末20世纪初的精神分析学说，这个学说的创始人是奥地利的精神病学家弗洛伊德，他敏锐、坚定、非凡。其理论建树令人赞叹。弗洛伊德心理学包含两个不可分割的内容：第一部分是精神疾病的治疗方法及其理论；第二部分是关于人的心理过程的理解。他认为，人的心理领域是一个深不可测的巨大的世界，它的深层有着神奇的不能被人意识到的东西，这是一个充满魅力的领域。

弗洛伊德认为人的心理结构包括意识、前意识和潜意识三个层次。潜意识，是人的原始冲动、本能等一切冲突的根源，是人的生物本能、欲望的储藏库，不受客观现实的调节，构成人们心理的深层基础。比如有些人精神上的痛苦和焦虑会转化为躯体症状表现出来，从而避开了心理焦虑和痛苦，如瘫痪、失声、抽搐、晕厥、呕吐等，病者自己对此完全无知觉，其转化的动机也完全是潜意识的，是病者意识不到的。

但这些，我们在中医诊断上却是要探究的。比如有一次网诊时，有个6岁小孩的症状是突然发烧、呕吐、头疼、肚子疼。我一看照片，便询问其母，这两天孩子是不是发脾气生气了。母亲回答说，昨天家里来了小朋友，这个孩子因为不许别人动自己的玩具而遭到家人训斥。这么一说我就明白了，孩子身体上的反应不过是潜意识冲突的一种外显罢了。这时候，哄一哄或抱一抱有时比吃药管用。

那种能够被自己意识到的心理活动叫作意识。只要我们集中注意力，就会发觉内心不断有一个个观念、意象或情感流过，而一些本能冲动、被压抑的欲望或生命力却不知不觉地在潜在意识层次里发生，因不符合社会道德和本人的理智，无法进入意识被个体所觉察，这种潜伏着的无法被觉察的思想、观念、欲望等心理活动被称之为潜意识。而“潜意识一旦进入意识，症状会立即消失”。（弗洛伊德，《神经症通论》）所以用精神分析法治疗心理问题和精神疾病的主要方法就是将人们压抑到潜意识里的东西恢复到意识中来。

在意识和潜意识之间有个中间部分，就是前意识。它在人的心理活动中执行着“稽查者”的作用，它的作用是防止潜意识中的本能冲动、欲望等进入意识内。一些不愉快或痛苦的感觉、意念、回忆常被压存在潜意识这个层次，一般情况下不会被个体觉察，但当个体的控制能力松懈时比如醉酒、催眠状态或梦境中，它们偶尔会暂时出现在意识层次里，让个体觉察到。

而与东方文化更为亲近的是瑞士精神病学家、精神分析的代表人物卡尔·荣格创立的分析心理学，其核心是集体潜意识理论。他是在以弗洛伊德对人类潜意识的发现基础上，根据自己亲身体验，对临床病人进行大量观察，并广泛研究了各民族宗教神话之后，提出来的一套颇具说服力的人类深层心理结构理论。

荣格曾为卫礼贤的《易经》写序，为铃木大拙的《禅》写序，他对中国文化精深的领悟和敏锐，使他被誉为中国文化权威。他还是中国文化的推崇者和传播者，曾身穿道袍，过道士的生活，强调对中国文化的一种直接体验。

荣格反对把科学当作理解问题的唯一方式，而忽视东方洞察生命的直觉力量。他认为东方把一种更宽广、更高明、更深刻的理解事物本质的方式摆在世人面前——通过生活去理解。这种东方的“实在论”是以高度发展的中国精神和行之有效的洞察力为基础的，而非某种神秘的直觉。他说："中国人对于生命体内部与生俱来的自我矛盾和两极性一直有着清醒的认识。"

荣格发现，在人类心灵最深处，拥有一个超越所有文化和意识的共同基底，这个基底就是集体无意识。这是荣格最重要的发现。集体无意识对个人而言，是比经验更深的一种本能性的东西，它的存在与人类生理结构的存在同样古老。如同蜜蜂凭借本能构筑起高度复杂完美的蜂巢一样，人类诸多被文饰的复杂行为背后，往往是本能在发挥作用，尽管人们并不自知。

在集体无意识的内容中包含了人类往昔岁月的所有生活经历和生物进化的漫长历程。同时，他的原型理论也令人着迷，比如出生原型、再生原型、死亡原型、儿童原型、英雄原型、骗子原型、上帝原型、魔鬼原型、智者原型、大地原型、母亲原型、巨人原型，自然物原型(如树林、太阳)、人造物原型(如圆圈、武器)，等等，每一原型对所有人都具有普遍一致性，宛如磁石一般吸引着与之相关的各种生活经验，形成影响个人发展的情结，进而在生活中表现出来。

无论如何，容格认为，西方心理学的出现为东西方文化的沟通提供了工具，否则西方人将很难理解中国之道。他甚至试图从心理学的内涵来界定中国的一些基本概念，如"道""阴阳""性命""魂魄""洗心"等。

外国人都如此努力，我们何必妄自菲薄呢。

好了，关于祝由和鬼神的问题，到这里就告一段落，接下来咱们讲这篇文字的下一节，关于色脉的问题。

三

上古重色脉，通神明

下面这段是讲关于“色脉”在中医的重要性的。

帝曰：善。余欲临病人，观死生，决嫌疑，欲知其要，如日月光，可得闻乎？

黄帝道：很好！我想要临诊病人，想要得到观察其死生，决断其疑惑的要领，让一切都像日月之光明那样分明，怎么能够做到呢？

看来黄帝也要上手给人治病了。但上手之前，还是要反复斟酌，欲得其要。

岐伯曰：色脉者，上帝之所贵也，先师之所传也。上古使僦贷季理色脉而通神明，合之金木水火土、四时、八风、六合，不离其常，变化相移，以观其妙，以知其要。

岐伯回答：关于色与脉的理论，是上天所珍重，也是先师所珍传的。上古有位名医叫僦贷季，他研究色和脉的道理，能够通达神明，能够关联金木水火土五行，以及四时、八风、六合，从正常的规律到异常的变化，都能做到了解其变化奥妙，掌握其要领。

在这里，再次出现“色脉”一词。而且指出这是“上帝之所贵也，先师之所传也”，可见其重要性。那么，色脉到底指什么呢？

《灵枢·邪气脏腑病形》说：“黄帝问于岐伯曰：余闻之，见其色，知其病，命曰明；按其脉，知其病，命曰神。问其病，知其处，命曰工。”黄帝问岐伯说，我听说，观察病人气色就能够知道病情的，叫作“明”；切按病人的脉象而知道病情的，叫作“神”；询问病人病情而知道病痛所在的，叫作“工”，也就是普通工匠。

可见，明色脉者，是医生里最高级的。有没有这样的人呢？

“上古使僦贷季理色脉而通神明”。理色脉，“理”这个字，在《说文解字》里是“治玉”的意思，就是雕琢美玉。僦贷季这个人“理色脉”，就是说他像雕琢美玉那样去精研望诊以及脉象。这里出现一位我们从没有听说过的名医，叫僦贷季，幸好现在没有人姓这个姓氏，如果有姓这个姓的人，又该说是僦贷季的后人了。

记住啊，没本事的人才借别人的名，有本事才不攀高附贵。经常有人问，曲老师您家是不是祖传中医啊？我说我们家不是祖传，我祖上没有干这行的。扁鹊不是祖传，华佗不是祖传，张仲景也不是祖传。张仲景是当官的，当时世道乱，没法管，他只好坐在大堂上给人说病、看病。那帮在旁边喊“威武”的衙役就成了他徒弟，负责记笔记，记的那本笔记就是《伤寒杂病论》。张仲景拿的是俸禄，不拿医生这份钱，所以他就耐耐心心地讲，然后旁边那些人都记下来。因此《伤寒杂病论》里边我们总看到有“师曰”两个字。今天来了个发热的，张仲景就讲要怎么开方子，为什么要开这方子，这方子怎么煮。我想这肯定是因为病人不多，多了就没工夫这么细讲了。里面还讲了很多误下药后出现的问题。

按理说，僦贷季就是岐伯所言的“先师”，不仅精研色脉，而且能通神明。从某种意义上说，中医经络体系是内证体系，需要医生有很高的内在修为，也就是要具有“通神明”的能力，大概僦贷季就是这样的人吧。

我们先前说寸口脉法始于扁鹊之《难经》，如果僦贷季比扁鹊早，那他的脉法是什么样的呢？现在丹道医学讲究“分经候脉”，是一种独特的脉法，比如心经切脉少海穴，小肠经切脉小海穴，本脉以候气为主，用中指叩弹小海穴。诊法一般叩弹一次即出现麻跳，两次方出现者为气迟，三次方出现者为气迟甚，四五次方出现者为小肠气化功能极差。叩弹后跳痛但不麻者为小肠热证。叩弹后麻木不仁者为患小肠痈疽。这种古脉法大概与僦贷季这位名医相关。

这个“色”，对内，是感知内在五脏之色，比如心为赤，肾为黑、肝为青等；对外，是望诊，是感知病人给你第一眼的气与色。经常出临床的医生在这方面都会有种直觉，比如病人出现的一刹那，会带给医生不一样的感觉。有时感知到很异样的感觉时，还难免心中“咕咚”一下，若能一眼看穿真相，那真是有如神助，就是“通神明”的感觉啊。

脉呢，更是经络的内证体验，所以应该更“神”。所以《内经》说“按其脉，知其病，命曰神”。比如我们在《阴阳别论》篇讲了一些脉法，大家也知道浮脉，甚至知道如果寸脉浮，则有头痛目眩，或有风痰积聚在胸；如果关脉浮，则是风木克制了脾土；若尺脉浮，则是大小便不畅通。可是，如何在指下知道什么是浮脉这事就难了，就这个“举之有余，按之不足”，很多人你就是手把手教他，他也感知不到，更别提其他涩脉、芤脉、迟脉等脉象了。中医关于脉象的理论真是比艺术家的色谱还细腻，在短短的寸口，能把人气脉的搏动细化成28部脉，不是一个单纯的技术活，而是对人灵性的考验，所以才说色脉“上帝之所贵也，先师之所传也”。

“合之金木水火土、四时、八风、六合，不离其常，变化相移，以观其妙，以知其要”。即，上古通过明晰色脉而且通神明，所谓“通神明”，就是少用或不用针药，只用移精变气的方法治病，之所以能做到这一步，跟上古圣王通晓金木水火土五行，以及顺应四时、八风、六合，从正常的规律到异常的变化，借天地之奥妙，而化人间之痛苦。

这里讲到上古圣王要通晓金木水火土五行，以及顺应四时、八风、六合，就是说你光懂望诊、光懂脉象还不行，还要懂五行生克，及天文地理的正常与变化，如此才能掌握生命之学的要点。现在医生如果不懂望诊，又不懂脉象，又不懂四时与六合，现在的病就不好治。

现在讲中医、讲养生的人很多，告诉大家两个判断优劣的方法。一是，念稿子的人听不得。因为他确实不懂，或参悟不到位。二是，不能现场回答问题的人，听不得。最起码他临床经验不多，甚至干脆就没有。讲课这事啊，一是要化繁为简，大道至简；二是要见多识广，底蕴丰富，有真功夫。原先我有一研究生，要上台训练讲课了，他准备了厚厚的稿子，我问他：45分钟够吗？他说：老师我能讲半天，能讲3小时。我说好，去吧。结果他纯念稿子，不到20分钟就念完了。然后他直勾勾地看着坐在讲台下的我，说：我念完了，老师。我没吱声，于是他说：那我再念一遍吧……第二遍更快了，15分钟就念完了。这就叫没有讲课经验，或者是他没有理解，不知道该如何把一个问题讲透，念稿子，可以说是最乏味的讲演了。

欲知其要，则色脉是矣。色以应日，脉以应月，常求其要，则其要也。

“欲知其要，则色脉是矣”，这句就是告诉我们，想要知道生命之学的要点，关键在于色与脉。

“色以应日，脉以应月，常求其要，则其要也”。色，对应什么呢？对应日，就是太阳，气色就像应照太阳的阴晴，变化神速；脉息就像应照月亮的盈亏，稍微有常，比如上弦月、下弦月、月圆和月缺，这些还是有规律可循的。从色和脉中得其要领，才是诊病的关键。

夫色之变化，以应四时之脉，此上帝之所贵，以合于神明也，所以远

死而近生。生道以长，命曰圣王。

先说“夫色之变化，以应四时之脉”这句。气色，要对应四时之脉。就好比《阴阳别论》篇所言：色青者，其脉弦也；赤者，其脉钩也；黄者，其脉代也；白者，其脉毛；黑者，其脉石。色赤的人，当得夏脉之钩脉；色黄的人，当得脾脉之代脉；色白的人，当得秋脉之毛脉；色黑的人，当得冬脉之石脉，这是四季之脉与面色相应的正常反应。所以，这是上古帝王十分珍重的，并且与神明相合，可以用来远离死亡，延长寿命。而如果春得肺脉，也就是毛脉，就不好；夏得肾脉（沉脉），秋得心脉（洪脉）等，而且都有悬绝沉涩的脉象，就叫作“逆四时”之脉。夏天你脸色突然变赭红，这就不好，这叫火上加火。如果秋天脸色出现青色，生命当中对抗的力量就出现了，因为秋天属金，出现青色，也是金克木。如果秋天的时候出现赭红或虚浮之红，也要小心心脏的问题。

“此上帝之所贵，以合于神明也，所以远死而近生”。上天为什么重视色脉呢，因为色脉通乎神明，因为色脉关乎生死。也就是说，把五行放在你对色脉的判断里，很多事情才能看清楚。古代神医华佗有一个超乎常人的功能，就是见到一个人就能断其生死，为什么他能断人生死？就是他掌握了色脉的秘密，五行的秘密，阴阳的秘密。

比如在《华佗传》里记述了两个小故事，一个是望诊、一个是脉诊，都精准无比。

盐渎严昕与数人共候佗，适至，佗谓昕曰：“君身中佳否？”昕曰：“自如常。”佗曰：“君有急病见于面，莫多饮酒。”坐毕归，行数里，昕卒头眩堕车，人扶将还，载归家，中宿死。

说有个叫严昕的人与数人一起等着华佗，华佗一来，就对严昕说：“您感觉身体好吗？”严昕说：“没啥啊，跟平常一样。”华佗说：“您有急病反映在脸色上，最好不要多喝酒。”过了一会儿华佗就离开了。严昕行了几里地后，突然头脑眩晕，坠落车下，人们搀扶他乘车回家，到半夜时，他就死了。

这是华佗的望诊功夫。有人会说了：既然发现严昕病了，为什么华佗不救他啊？两点：一，救了，不让他喝酒；二，如果其人命数已尽，医生也不必跟小鬼争人。

故督邮顿子献得病已差，诣佗视脉，曰：“尚虚，未得复，勿为劳事，御内即死。临死，当吐舌数寸。”其妻闻其病除，从百余里来省之，止宿交接，中间三日发病，一如佗言。

原来的督邮（官名，为汉代郡守佐吏，掌管督察纠举所辖各县违法之事）叫顿子献的得大病已痊愈，到华佗那里看脉，华佗说：“还是有虚证，还没有康复，不要行房，行房马上就会死。临死时，还会吐舌数寸。”顿子献的妻子听说他病好了，从百里外来探望他，并留宿与他行房，间隔三日后病发，完全像华佗说的那样。

这是华佗的脉法。

再说个华佗的闻诊吧。

佗行道，见一人病咽塞，嗜食而不得下，家人车载欲往就医。佗闻其呻吟，驻车，往视，语之曰：“向来道边有卖饼家，蒜齑大酢，从取三升饮之，病自当去。”即如佗言，立吐蛇一枚。

华佗行在路上，看见一个人患咽喉堵塞的病，想吃东西却吃不下，家里人用车载着他去求医。华佗听到病人的呻吟声，就停下车马去诊视，告诉病人说：“刚才我来的路边上有家卖饼的人家，有蒜泥和醋，你向店主买三升来喝，病自然会好。”病人马上照华佗的话去做，喝下蒜汁后，立即吐出寄生虫一条。

也就是说，明白色脉，即可远离死亡而得到新生。

咱们回到原文。

“生道以长，命曰圣王”：如此，便可以使生命之道长生，并被人们供奉为“圣王”。

以上是讲上古治病的方法。所谓上古，指以伏羲女娲为代表的荒蛮时代吧；中古，指以周文王和周公为代表的时代，这时开始确立天文历法政治律例等；下古，指以孔子为代表的时代。《黄帝内经》成书于战国和汉代，属于下古。

下一段，讲中古治病。

中古之治病，至而治之，汤液十日，以去八风五痹之病，十日不已，治以草苏草荄之枝，本末为助，标本已得，邪气乃服。

中古时候的医生治病，多在疾病一发生时就能及时治疗，先用汤液十天，以祛除“八风”“五痹”等病邪。如果十天不愈，再用草药、草根、树皮等治疗。中古医生因为知道本末相助以及标本相得的道理，邪气自然降服。

这里要讲三个问题：一是汤液，二是何为本末相助，三是何为标本相得。

此处的汤液，相对于后面的“草苏草荄之枝”，就不是指草药汤剂了，而是药食同源之食物。《史记·殷本纪》有“伊尹以滋味说汤”的记载。《资治通鉴》称伊尹“悯生民之疾苦，作汤液本草，明寒热温凉之性，酸苦辛甘咸淡之味，轻清重浊阴阳升降走十二经络表里之宜”。清代陈修园也指出："明药性者，始自神农，而伊尹配合而为汤液。仲景《伤寒》《金匮》之方，即其遗书也。"

伊尹"以鼎调羹""调和五味"，首先强调要知道原料的自然属性："夫三群之虫，水居者腥，肉玃者臊，草食者膻。"所有的食物味道都是有原因的。而美味的烹调，就是要知道水和火的使用，"凡味之本，水最为始。"强调水的重要性。

然后是用火要适度，不得违背用火的道理："五味三材，九沸九变，火为之纪，时疾时徐。灭腥去臊除膻，必以其胜，无失其理。"

"调和之事，必以甘酸苦辛咸。先后多少，其齐甚微，皆有自起。"指出甘酸苦辛咸五味的微调是非常细微奥妙的。"鼎中之变，精妙微纤，口弗能言，志弗能喻。若射御之微，阴阳之化，四时之数。"说明这种精微奥妙是用语言不好表达的，但其中一定符合天地阴阳四时的规律。

经过精心烹饪而成的美味之品，应该达到这样的高水平："久而不弊，熟而不烂，甘而不哝，酸而不酷，咸而不减，辛而不烈，淡而不薄，肥而不腻"。即，什么都得有，而什么都不能太过。所以，汤液能治病，其实也是对五味阴阳的使用。

现在有人认为梁朝陶弘景的《辅行诀脏腑用药法要》一书有伊尹《汤液经》之遗迹。此书的发现也是传奇，原书写于帛绢之上，藏于敦煌千佛洞，1918年河北威县的张偓南（1867—1919）于敦煌王道士处得此卷，后一直秘藏张氏家中，至其孙张大昌（1926—1995）时，原卷于1966年毁于"文革"，好在1965年春张大昌先生将《辅行诀脏腑用药法要》抄录本交范志良先生抄录，才得以保存下来。这段历史咱们就不多说了，只说一说里面的方子。

比如关于心病，陶弘景说：心德在软。故经云：以咸补之，苦泻之；心苦缓，急食酸以收之。即，心病，用咸味补之，用苦味泻之，用酸味收之。

肝病，陶弘景云：肝德在散，故经云：以辛补之，酸泻之。肝苦急，急食甘以缓之。适其性而衰之也。肝病，用辛味补，用酸味泻，用甘味缓。比如小补肝汤：治心中恐疑，时多噩梦，气上冲心，越汗出，头目眩晕者。

小补肝汤方：桂枝、干姜 、五味子各三两、大枣十二枚，去核。右四味，以水八升，煮取三升，温服一升，日三服。

心中悸者，加桂枝一两半；冲气盛者，加五味子一两半；头苦眩者，加术一两半；干呕者，去大枣，加生姜一两半；中满者，去枣。心中如饥者，还用枣。咳逆头苦痛者，加细辛一两半；四肢冷、小便难者，加附子一枚，炮。

方子都大道至简，且都不难喝。

陶弘景云：脾德在缓。故经云：以甘补之，辛泻之。脾苦湿，急食苦以燥之。

小泻脾汤：治脾气实，下利清谷，里寒外热，腹冷，脉微者方。

附子一枚，炮。干姜、甘草炙，各三两

而这个方子，正是《伤寒论》里的四逆汤。

小补脾汤：治饮食不化，时自吐利，吐利已，心中苦饥。或心下痞满，脉微，无力，身重，足痿，善转筋者方。

人参　甘草炙　干姜各三两，术一两

这个呢，就是《伤寒论》中的理中汤。

由此说来，如果《辅行诀脏腑用药法要》真是伊尹《汤液经》之遗文，那仲景之《伤寒论》就是《汤液经》之光大。

咱们说回原文。

“汤液十日，以去八风五痹之病，十日不已，治以草苏草荄之枝”。一旦讲到方子，就已然不是原本的汤液了，而是草苏草荄之枝了。治病，先用汤液十天，用来祛八风五痹之病。我们先前讲过，八风属于“虚邪贼风”，所谓“贼”，就是在你看不见的情况下，偷偷摸摸把你的东西、把你的生命拿走的东西。比如“盗汗”，它是所有汗里面最可怕的，为什么？因为“盗汗”像贼一样，攫取了你的心血，盗汗久了，生命就会出大问题。

比如说南风叫大弱风。南方对应心，所以南方大弱风，内伤心，外伤经脉，其气热。南风既然弱，也伤人吗？伤啊，而且还伤的是人体最重要的脏器——心，可见，心是最敏感、最禁不起“风”的一个脏器。当你心力特别弱的时候，这个南风就容易侵犯你，风邪停留在心上，就是风心症。西风叫刚风，伤人比较重，西方对应肺，则内伤肺，外伤皮肤，其气燥烈。西北风叫折风，内伤小肠，外伤手太阳小肠脉络，小肠经被伤，营养外溢，脉络闭塞不通，心与小肠相表里，因此人可能会突然死亡。各种风出现时，人知道如何躲避风，就叫趋吉避凶。

关于风湿痹症及周身疼痛，《伤寒论》给出了三个方子，其中就有远古伊尹《汤液经》的影子。

比如治风湿痹初起的“桂枝附子汤”方：用桂枝四两，炮附子三枚，生姜三两，大枣十二枚，炙甘草二两。在古代附子、生姜、大枣都是食物，这个汤煮出来，就是微酸甜甜的，好喝。这个方子治疗的是风湿痹症偏于表，此时脉浮，就是有表证；脉涩，通常指血少或伤精，或寒湿入营有血痹、败血。这个方子，桂枝通心阳、和营血；此处用炮附子，而不用生附子，是要它既能逐阴寒外出，又能引元阳之内归；再用大剂生姜助生发之气，以祛风邪；用大枣、炙甘草以固里。

如果风湿偏重于肌肉了，就要用去桂枝加白术汤方，就是把桂枝去掉，加上了白术，白术走皮内，可以逐水气。白术是妇产科要药，可见其安全性。

如果风湿相搏造成骨节疼痛，反应很强烈，骨节屈伸都有障碍，更不能碰，疼痛造成出汗，气短，太阳膀胱也因寒束而小便不利，同时表证怕风，有的还会身体肿胀。这个毛病是既有表证，又有里证，这种情形可以用甘草附子汤。药只有四味：炙甘草二两，炮附子二枚，白术二两、桂枝四两。依旧大道至简。

古人性情单纯，疾病也不重，用这些类似食物的药吃个十天就差不多了。若“十日不已”，“已”就是病愈，“十日不已”就是病十天没有好，这个时候就要“治以草苏草荄之枝”了。

荄，就是“核”，也读hú，指果实之“仁儿”。比如杏仁、桃仁等，用来破坚化瘀。现今有个词儿，叫核心，可见核儿就是心。我们吃水果，一般都把核儿扔了，其实水果外边那些汁液都是用来滋养核儿的，因为核儿才是种子。凡是好东西一定有自保的办法，核儿的自保就是核儿外面有硬壳。可人类有一个特性就是好奇，你越包裹我越要吃。所以这个种子要么是味苦，要么就是有毒，不让你随便吃。就像漂亮姑娘，如果你不厉害点，就好比花儿没刺儿，这一辈子就剩命薄了。有点刺儿、有点厉害，还能稍微自保一二。

总说中医用草根树皮，就是指草本植物。

草本植物与五谷最大的差别是：五谷基本上走的是平性，而且因为常年食用，已经为人体消化吸收系统所熟知。而药物都走偏性，因为不常用，所以对五脏六腑都属于新刺激，可以用来纠偏治病。因此，治病就要用偏性，养生就要用平性。

我在喜马拉雅讲《伤寒论》后，有人今天说他的汤是用桂枝煲的，明天说他的汤是用炙甘草煲的，让我尝一尝。我说："你到底是给我吃药呢还是给我喝汤呢？！"吃饭就是吃饭，别往里放药物！好心是好心，但是我们大家都知道一件事，就是好心常常办坏事。所以还是小心为妙。

别那么有为，太有为就是过度，是会伤人的。过度有为，有几项内涵，第一就是"想当然"。看见何首乌和人参，就觉得太像人了，可以"以形补形"。可咱们既然学过《黄帝内经》了，就要明白药物的气与阴阳才是最重要的，《黄帝内经》没讲过以形补形，那只是民间的"想当然"。学过《黄帝内经》了，就对疾病和药物有判断的标准了，诊断要用《黄帝内经》作为标准，《黄帝内经》讲过这个话吗？没讲过咱就别瞎扯，也别听别人瞎扯。

过度有为的第二点就是欲望的无止无休。每天胡思乱想：吃大米补什么，吃小米补什么。其实，大米和小米的区别，就在于一个性凉，一个性温。脾胃寒凉的，就喝点小米；脾胃湿热的，就喝白粥。

下面讲这一段的最后一句。

"标本已得，邪气乃服"。何为"标本"？中医里边谈标和本，首先是病为本，就是病人是根本，而医生为末。病人总问："我的病何时能好啊？"其实，病人才是生病的根本，要问，也得问自己元气伤到哪个层面了，自己有多大努力来改变自己的生活习性、生活境遇等。而医生不过是通过色与脉，抓住病的主证，用对方子，邪气才能走掉。但这期间若是病人又遇到重大生活灾难，身体还是会出新的问题，所以，归根结底，病人为本，医生为标。

我教育学生，一定要给病人诉说的时间。现在医生每天出诊要看的病人太多，基本没有时间听病人的絮叨。当然了，心理医生听人絮叨是要收费的，同时也说明，让病人絮叨是有疗愈作用的。特殊时期，不得不网诊。网诊有一个好处，就是让病人填写问诊单时，除了病，他也能说说自己的生活。病人在填写问诊单的时候，同时也在反省生活，其实，这对整个治病过程是非常有益的。因为，任何疾病都有一段“可歌可泣”的历史，它的土壤就是病人糟糕的生活。当生活的硬土被掀开后，天地雨露和营养才能进去，生机才能重新发芽。

我举一个例子。一个女青年暴聋，来看病时我一定要问她哪天暴聋的，当时发生了什么事。她说跟情侣吵架，吵完架以后，买了好几桶冰激凌，因为郁闷，就一直吃，一直吃。吵架就是寒邪，再吃几桶冰激凌，属于寒上加寒。一个女孩子怎么可能轻易就暴聋呢？她主要的病因就是寒上加寒，而且是里寒而不是外寒，里寒阻塞经脉。弄清楚了这一点，于是，按脉，先上白通汤以疏通清道，再用通脉汤以通经脉、破寒邪。如此，“邪气乃服”，邪气去，而经脉通，耳窍就开了。

下面说一下本末。

《素问·汤液醪醴论》篇说：“病为本，工为标，标本不得，邪气不服，此之谓也。”即，病人为本，医生为标，病人与医生不能很好合作，病邪就不能制服，说的就是这个。

本末，还有一种说法是：胸腹为本，四肢为末。

再说标本。《素问》有《标本病传论》篇：

……故曰有其在标而求之于标，有其在本而求之于本，有其在本而求之于标，有其在标而求之于本。故治有取标而得者，有取本而得者，有逆取而得者，有从取而得者。故知逆与从，正行无问，知标本者，万举万当，不知标本，是谓妄行。

标本，在此主要指发病的先后主次。有的病在标就治标，有的病在本就治本，有的病在本却治标，有的病在标却治本。在治疗上，有治标而缓解的，有治本而见效的，有逆治而痊愈的，有从治而成功的。所以懂得了逆治和从治的原则，便能进行确切的治疗而不必疑虑；知道了标本之间的轻重缓急，治疗时就能万举万当；如果不知标本，那就是盲目行事了。

……言标与本，易而勿及。治反为逆，治得为从。

讲标本的道理是容易的，可运用起来就比较难了。迎着病邪而泻的方法就是“逆”治，顺应经气而补的方法就是“从”治。

《素问·至真要大论》篇另有六气标本说，“少阳太阴从本，少阴太阳从本从标，阳明厥阴不从标本从乎中也。故从本者化生于本，从标本者有标本之化，从中者以中气为化也。”

这个气化标本中见理论，对医学院的学生都是比较难的，也很少有老师讲。对不是学医专业的人来讲就更不容易理解。其核心就是三阴三阳理论，即，少阴与太阳为表里；太阴与阳明为表里；厥阴和少阳为表里。

要想理解上面这句话，就得看《素问·六微旨大论》篇：“少阳之上，火气治之，中见厥阴；阳明之上，燥气治之，中见太阴；太阳之上，寒气治之，中见少阴；厥阴之上，风气治之，中见少阳；少阴之上，热气治之，中见太阳；太阴之上，湿气治之，中见阳明。所谓本也，本之下中之见也，见之下气之标也。本标不同，气应异象。”

在运气学说中，标是从本所出的“标”，本是由标所出的“本”。风、热、湿、燥、寒、火，天之六气为本；人体少阳、太阳、阳明、少阴、太阴、厥阴，三阴三阳六经为标；在本气之下，标气之上，而界于标本之间者为中气。故曰“所谓本也，本之下中之见也，见之下气之标也”。风寒暑湿燥火为天之六气，三阴三阳六气所化，而风化厥阴，热化少阴，湿化太阴，火化少阳，燥化阳明，寒化太阳。所以说：“风寒暑湿热火，在天之六气也：三阴三阳合于地之十二支，而上奉天之六气，是以天气为本，而三阴三阳为标。”“六经之气，以风寒热湿火为本，三阴三阳为标，本标之中为中气。”

人体经络脏腑与天之六气标本中气的相应关系是：脏腑经络的标本，脏腑为本居里，十二经脉为标居表，表里相络者为中气居中。所谓相络，是指表里互相维络，如肾与膀胱之脉相络，脾与胃之脉相络，心与小肠之脉相络，心包络与三焦之脉相络，肝与胆之脉相络，肺与大肠之脉相络。故曰：“脏腑经络之标本，脏腑为本居里，十二经为标居表，表里相络者为中气居中。所谓相络者，乃表里互相维络，如足太阳膀胱经络于肾，足少阴肾亦络于膀胱也。”

天有风寒湿热火燥六气为本，人有三阴三阳六经之气以应之为标，天人相应，遂成本标中气之变化。例如“少阳之上，火气治之”，乃指少阳三焦和少阳胆腑司人身之火气，火即是三焦、胆之本气，这就是“所谓本也”；“中见厥阴”乃指厥阴肝与心包之风气为少阳之中气，这就是“本之下中之见也”；“见之下气之标也”，则指少阳经脉之气为火气之标。余经仿此。这样，就把标本中气概念与脏腑形质联系起来了。

举例来说，少阳本气为火，标为阳，标本同气。少阳为初生之阳，向上向外，最忌讳邪气瘀阻其气机，最喜得厥阴风木之气鼓动。少阳病的口苦、咽干、心烦等证，都从自己火气来，而其胸胁苦满，默默不欲饮食等症则是气机被瘀滞后的表现，而头目眩晕，则是中见厥阴风木的表现。

怎么解决问题呢？ 少阳病主方为小柴胡汤，我们从少阳与厥阴表里上看一下这方子。其中，解决少阳病火气造成的口苦、咽干、心烦等证，用君药柴胡解决，药书说：柴胡，味苦，气平，微寒。气、味俱轻，升而不降。入手足少阳、厥阴之四经，也就是入手少阳三焦经、足少阳胆经、手厥阴心包经和足厥阴肝经。可见柴胡出入表里之间，主往来寒热，半表半里，正好是协调少阳与厥阴的关系，所以祛肝胆之邪，去心下痞闷，解痰结，除烦热，非柴胡不可。所以小柴胡汤在《伤寒论》里地位突出，除桂枝汤、麻黄汤、四逆汤等，就是小柴胡汤了，称之为伤寒门中必须之药。柴胡苦平升散，黄芩降泄，二者配伍，气机有升有降，为和解少阳的基本结构。而头目眩晕，则是厥阴风木的表现。精不足，虚火扰头就头目眩晕，用人参甘草大枣则补五脏虚。其胸胁苦满，默默不欲饮食，是气机被瘀，小柴胡汤则用生姜半夏，助柴胡和解气机。

所以，能知六经标本者，可以无惑于天下。

四

暮世之治病

原文：

暮世之治病也则不然，治不本四时，不知日月，不审逆从，病形已成，乃欲微针治其外，汤液治其内，粗工凶凶，以为可攻，故病未已，新病复起。

后世的医生治病，就不是这样了，治病不能根据四时的变化，不知道阴阳色脉的关系，也不能够辨别病情的顺逆，等到疾病已经形成了，才想起用微针治其外，汤液治其内。医术浅薄、工作粗枝大叶的医生，还认为可以用攻法，不知病已形成，非攻可愈，以致原来的疾病没有痊愈，又因为治疗的错误产生了新的疾病。

先解释这句："暮世之治病也则不然，治不本四时，不知日月，不审逆从。"所谓暮世，就是下古至今。上古治病用祝由，中古治病用汤液和草药，现在呢，他说外用针刺、内用汤液，也可能治不了病了。为什么呢？原因在于医生有四件事做不到了，一是治不本四时，二是不知日月，三是不审逆从，四是暮世的医生医术不行了。

先说一：治不本四时。就是说现在人治病，不再有春夏秋冬、生长化收藏的概念。《素问》里面有一篇叫作《四时刺逆从》，说"是故春气在经脉，夏气在孙络，长夏气在肌肉，秋气在皮肤，冬气在骨髓中"。是说春天气在经脉；夏天，气浮越到孙脉、络脉（细小的连缀经脉的络脉等）；长夏，湿气在肌肉；秋天，气收敛回皮肤；冬天，气就沉潜于骨髓中了。

中医，是讲“气”的，所以医生要先明白四时之气。凡是治疗都是治“气”，这是中国文化的一个核心，这一点原先我们强调得不够。相较于“气”，经脉、孙络等也算有形了，因为它毕竟还有循行路线，肌肉腠理就更是有形的了，但中国文化一定强调治无形的层面，要掌握气的循行，扎针的重要一项是要“导”和“引”，导气引气，松开气结的地方，导气上行，或引气下行。让大家练《易筋经》，就是让你感知气的存在，所以才叫导引。

具体在临床上怎么运用呢？比如夏天，气浮越到孙脉、络脉，针刺就要浅入，而冬天，气沉潜于骨髓中，针刺就要深入。现在学针灸，很少有人教你浅刺和深刺的区别。刚学针灸的人怕疼，就一下下扎到皮肤上，这叫“浅尝辄止”，可反复刺激皮肤，就伤肺气啊，因为“肺主皮毛”。深刺到肉，就作用于脾，深刺至骨（贴骨扎），就作用于肾。这些没人教你，如果参加考试这么回答问题，老师会给你不及格。比如足三里，大家都知道它走胃经，但脾病治不治呢，肾病的抑郁治不治呢？你若把知识融会贯通了，就知道，肯定都治，就好比我前面说的鬼使神差的中药，你真把它们用惯了，它们自然听你的话，帮你达成各种任务。这就是：“医者，意也。”

更高深的，就是医者懂气脉后，就不是人找穴位了，而是穴位找针了。初学针灸者，都是死记穴位，而真正的高手，是持针在身上捋，突然一瞬间，那针就扎上去了，其实那一瞬间你要观察得特别细致可以发现，根本不是他去扎，而是那个穴位在夺针，也就是穴位一下把针吸进去了，如此，良效异常。学生说那不是穴位啊，师父就笑，说那就管它叫经外奇穴吧。于是学生就在身上画下这没见过的穴位。唉，这哪里是穴位的事呢！是气的问题啊！这，就叫学了皮毛。好比好多人学了一个伤寒方，就以为学到了，可不懂四时气机，其实啥都没学到啊。

再说二：不知日月。医生为什么要懂“日月”？在《素问·八正神明论》篇里，说“凡刺之法，必候日月星辰、四时八正之气，气定乃刺之”。什么意思？医生不仅要懂四时之气，更要观日月星辰沉浮，懂四时八正之气，气定之时，才可以行针刺之法。他后面怕你不懂，又接着解释，“是故天温日明，则人血淖液而卫气浮，故血易泻，气易行；天寒日阴，则人血凝泣而卫气沉。月始生，则血气始精，卫气始行；月郭满，则血气实，肌肉坚；月郭空，则肌肉减，经络虚，卫气去，形独居。是以因天时而调血气也。”是说天气温和、日色晴朗时，则人的血液流行滑利，而卫气浮于表，血容易泻，气容易行；天气寒冷、天色阴沉之时，则人的气血凝聚滞涩，而卫气沉于里。月亮初生的时候，血气开始流利，卫气开始畅行；月正圆的时候，则人体血气充实，肌肉坚实；月黑无光的时候，肌肉减弱，经络空虚，卫气衰减，人体仿佛空壳。所以治疗要顺着天时而调血气。

“是以天寒无刺，天温无疑。月生无泻，月满无补，月郭空无治，是谓得时而调之。”因此天气寒冷时，不要针刺，因为天冷时气血都沉底了，你这时扎针就属于硬调气血，会伤身。天气温和之时，气血流利，治疗不要迟疑，“正行勿问”。月亮初生的时候，不要用泻法，因为气血刚有点储备，不能泻掉；月亮正圆的时候，不可用补法，因为这时人根本不需要补，天地都在给你补，最大的补是什么啊？就是天地之补，花好月圆时，好好用诗意补益自己，好好吃、好好睡，就是大补。“月郭空无治”，就是月黑无光的时候，不要针刺，不要过度治疗，这时人体气血也虚，所以，这时再努力也没用。记住啊，人生总有那么段时间，再努力也没用！所以，这时就眯着，别逞能，老实待着，就是补。这就是所谓顺着天时而调治气血的法则。

在这段里，先说“是以因天时而调血气也”，这里又说“是谓得时而调之”，这真是苦口婆心啊，反复说“顺天时”，可见这件事的重要性。都说“顺天时”，顺天时哪那么容易啊？！你得先明白啥叫“天时”才行啊！所以，《内经》岂止是讲生命之道，也是讲我们生存之道啊。

人生在世，要有时间的概念，要有空间的概念，然后人才知人在这个时空中的意义：个人不重要，人类才重要。所有人要强都是因为一个原因：认为自己重要。所以我经常说人光有世界观是不行的，还要有点宇宙观。人光有世界观，在这个世界上还活不通透，你还会要脸、要强，觉得自己重要。当你有了宇宙观的时候，你就会跳出这个世界，哪怕一瞬间站得高了，你会发现，一切都是蝼蚁，那一瞬间，你也许就自由了，当你知道自己就是个小蝼蚁时，至少在思想上，你突然有解脱放松之感了。

而所有要强的人都会得什么病呢？首先都会得肺病，只要要强的人的肺负担就重。我见了好几个小细胞肺癌患者，都是女的，还有两个共同点：第一是要强；第二就是被老公背叛了。当第一个问题遇到第二个问题时，她们就崩溃了。她一直嫌弃、低看的人居然把她背叛、抛弃了！就这一个念头，就让她们得病了，她们还是没活明白，并绕在这个念头里面愤懑生气，于是，先是精神垮掉，然后是身体。所以，所有的原因都是自己，而当你有了宇宙观，知道一切不过是蝼蚁时，自己那点小面子伤了，就不算什么了，就释然了。

可见，懂日月，就是懂寒暑，天冷、天昏、月不明、月黑无光这些时候，都属于寒邪，对我们的身体气血伤害很大，而天暖日明、月朗等，对我们的气血就好。而且大家一定要知道，夏天是治大病的时机，冬天就要防病防死亡。

地球最大的能源来源，是太阳和月亮。太阳为阳，月亮为阴。太阳月亮都关乎我们的卫气精血，学会借助它们的能量来补益自己，就是养生。

> 太阳月亮都关乎我们的卫气精血，学会借助它们的能量来补益自己，就是养生。

什么时间对我们身体最不好？就是月黑风高夜，这个时候就是我们的生命系统进入最衰的时机，只有睡觉才能保命，还得睡在好地方，所谓好地方，就是不能是寺庙旁啊，墓地周围啊。而且，这样的夜晚别做什么人生大决定。这个时候，“经络虚，卫气去，形独居”，就是形神分离的状态，人没有能力去做决定，这时行房怀孕的话，孩子会先天不足。

中国人什么事都讲究个“花好月圆”，在好的时间行房怀孕，孩子就温柔敦厚。这世界啊，不需要那么多天才，大多数人过着平庸的生活、有着温柔敦厚的性情，这才是地球能维系长久的关键。你说，花儿、草儿、树木、流水、白云有什么意义？可正是因为它们的存在，我们的生活才如此美好啊！

人生最得意，不过是“花好月圆日，金榜题名时”，可每月月圆就那么两天，所以我们要充分利用，海上月圆日，是温润之气，沙漠上的月圆日，是清润之气。月圆日，人容易兴奋，创作率高，古代写诗、写序，底下常说写于某年某月既望，“既望”，望，就是阴历十五，既望，就是阴历十六。可见这两天多么让人喜悦、兴奋。其实最好的时间就是“月郭满”，天阳和月阴都养他，也不容易困。

人老了，退休了，在家里待着，在树荫里待着，这就对了，这就是养自己。要少见人，尤其不要见那些气场特别杂乱之人，谁也别把自己当圣人，自己的问题都解决不了，更别指望能解决别人的问题。这，也是“因天时而调血气”，“因”是顺应，顺应天时而调气血，才是关键。

最后讲一下“不审逆从”。所谓不审逆从，就是《玉机真脏论》所言：所谓逆四时者，春得肺脉（金克木），夏得肾脉（水克火），秋得心脉（火熔金），冬得脾脉（土克水），其至皆悬绝沉涩者，命曰逆四时。

到这时，就是“病形已成，乃欲微针治其外，汤液治其内，粗工凶凶，以为可攻，故病未已，新病复起”。凡病，都怕“病形已成”，这时候想治，恐怕也来不及了。再遇到庸医，就更可怕了，就是旧病未去，新病又起了。这，就是暮世，就是我们的现状。

有些人啊，看病怕花钱，病呢，初起时，花的是小钱，甚至不花钱，只要知道“养”着就是了。可是，人不养身，却养病，拖着拖着，病就严重了，“病形已成”时，就成了无底洞了。比如现在有的年轻人，孤僻、宅，又抑郁，又熬夜无度，如此，身体就垮了，可还拒绝看病、拒绝吃药，再严重时，就难补救了。有些人到了结婚年龄也不敢结婚了，怕暴露自己无法行房的事实，或为了掩盖自己的无能，又开始家暴，这就是恶性循环。“病形已成”最严重的，就是发生癌变。

什么叫正气，什么叫邪气呢？这咱们先前讲过。那邪气又是如何深入人体，导致各种肿瘤发生的呢？现如今，肿瘤患者很多，大家都非常关心这个问题，所以，这里要补充讲解《灵枢·刺节真邪》中的一段。

黄帝曰：余闻气者，有真气，有正气，有邪气，何谓真气？岐伯曰：真气者，所受于天，与谷气并而充身也。正气者，正风也，从一方来，非实风，又非虚风也。邪气者，虚风之贼伤人也，其中人也深，不能自去。

正风者，其中人也浅，合而自去，其气来柔弱，不能胜真气，故自去。

黄帝说：我听说有真气，有正气，有邪气等不同的名称，那么什么叫真气呢？岐伯回答说：所谓真气，就是禀受了先天的精气，和后天的谷食之气结合，充养全身。它是人体生命活动的动力，并能抵御外邪。自然界的正气，又称正风，即风寒暑湿燥火六气，风主生发，寒主固摄，湿主生长……没有这些，万物不能生长。这六气过度或不及，才会致病。所谓邪气，又称为虚风，它是不知不觉戕害人体的贼风，一旦中伤人体，容易深陷而不能自行消散。而正风即使伤及人体，部位也比较表浅，发病也较轻微，所以能自行恢复，这是因为正风来势柔弱，不能战胜体内的真气，因此不用治疗就自行消散了。

文章接着详细地论述了虚邪伤人，由浅入深，传变无穷，发生各种病变的过程，提出如果其不断深入，内侵筋骨，可发生各种肿瘤，病情顽固，不易治疗。

虚邪之中人也，洒淅动形，起毫毛而发腠理。其入深，内搏于骨，则为骨痹。搏于筋，则为筋挛。搏于脉中，则为血闭不通，则为痈。搏于肉，与卫气相搏，阳胜者则为热，阴胜者则为寒，寒则真气去，去则虚，虚则寒。搏于皮肤之间，其气外发，腠理开，毫毛摇，气往来行，则为痒；留而不去，则痹；卫气不行，则为不仁。

虚邪偏客于身半，其入深，内居荣卫，荣卫稍衰，则真气去，邪气独留，发为偏枯。其邪气浅者，脉偏痛。

虚邪之入于身也深，寒与热相搏，久留而内著，寒胜其热，则骨疼肉枯；热胜其寒，则烂肉腐肌为脓，内伤骨为骨蚀。有所疾前筋，筋屈不得伸，邪气居其间而不反，发为筋瘤。有所结，气归之，卫气留之不得反，

津液久留，合而为肠瘤，久者数岁乃成，以手按之柔。已有所结，气归之，津液留之，邪气中之，凝结日以易甚，连以聚居，为昔瘤，以手按之坚。有所结，深中骨，气因于骨，骨与气并，日以益大，则为骨瘤。有所结，中于肉，宗气归之，邪留而不去，有热则化而为脓，无热则为肉瘤。凡此数气者，其发无常处，而有常名也。

我们一句一句解释啊。

“虚邪之中人也，洒淅动形，起毫毛而发腠理”：虚邪贼风中伤人体，使人萧瑟寒栗，毫毛竖起，肌腠开泄，由此病邪深陷。

“其入深，内搏于骨，则为骨痹”：邪气深入到骨骼，就形成骨痹。

“搏于筋，则为筋挛”：邪气侵害在筋脉，就会导致筋脉拘挛。

“搏于脉中，则为血闭不通，则为痈”：侵害到脉中，就会导致血脉闭塞不通，血气郁而化热形成痈肿。

“搏于肉，与卫气相搏，阳胜者则为热，阴胜者则为寒，寒则真气去，去则虚，虚则寒”：如果邪气侵害到肉腠，与卫气搏结交争，阳邪偏盛就会出现热象，阴邪偏盛就会出现寒象。寒邪销伐真气，真气衰微就呈现一派虚象，阳气越虚，人体越寒。

“搏于皮肤之间，其气外发，腠理开，毫毛摇，气往来行，则为痒；留而不去，则痹；卫气不行，则为不仁”：邪气侵害于皮肤腠理之间，与卫气搏结而发越于外，使腠理开泄，毫毛动摇。邪气在皮腠之间往来为患，则皮肤瘙痒；如邪气羁留不去，营卫不调，就是痹证；假若卫气涩滞而不畅，就会肌肤麻木不仁。

“虚邪偏客于身半，其入深，内居荣卫，荣卫稍衰，则真气去，邪气独留，发为偏枯”：如果虚邪贼风侵害半边身体，入里深犯，稽留于荣卫之中，使荣卫功能衰竭，导致真气消散，而邪气单独存留于内，就会形成半身不遂的偏瘫证。

“其邪气浅者，脉偏痛”：假使邪气侵害的部位较浅，也会导致半身血脉不和而发生半身偏痛。

这一段写得真清楚啊，把虚邪贼风是怎样一点点侵入人体，最后导致人偏瘫的，写得明明白白。其最后一句：假使邪气侵害的部位较浅，也会导致半身血脉不和而发生半身偏痛。这种人现在是真多啊，经常有病人主述：要么左边感觉滞重，要么右边感觉不舒服，或者半边身子有汗，半边身子无汗，还有人说身体上下有分离感，等等，这些都属于邪气侵害的部位还不深，但已经是半身血脉不和了，也属于小中风，面诊后用药会很快恢复，而且病人要有意识地锻炼不舒服的那一边。这种情形，一般是先给身体用中药打打底，然后上通脉汤或黄芪桂枝五物汤等，而到了真正偏瘫时，就更要打底后上补阳还五汤了。我曾治疗了几个这样的病人，其中一个是学员的丈夫，在发生问题的当天就及时上中药了，所以恢复得最快，不到三个月就基本正常了。另外一些病人就绕了很大的圈子才找到我，肌肉都有点萎缩了，如果对症下药，肌肉萎缩也是可以恢复的。但彻底恢复，至少也要半年，这还得是一开始就找对了医生，若一开始没找对医生，方向治错了，可能再也无法补救。

然后，病情就深入了。

“虚邪之入于身也深，寒与热相搏，久留而内着，寒胜其热，则骨疼肉枯，热胜其寒，则烂肉腐肌为脓，内伤骨，内伤骨为骨蚀”：虚邪贼风侵害人体深部组织，寒热聚结，久留不去而附着于内，如果阴寒至盛而销伐阳气，就会骨节疼痛，肌肉萎缩。如果是热邪亢盛，阴不胜阳，就会肌肉腐烂而化为脓。如果虚邪进一步内陷而伤及骨骼，就得骨骼坏死之骨蚀症。现在称之为“骨瘤”。

“有所疾前筋，筋屈不得伸，邪气居其间而不反，发为筋瘤”：如果邪气聚于筋，会使筋脉挛缩而不得伸展，邪气久留其间不消退，就会形成筋瘤。

“有所结，气归之，卫气留之不得反，津液久留，合而为肠瘤，久者数岁乃成，以手按之柔”：邪气结聚归于内，卫气积留而不能复出，以致阳不化水，津液不能输布，邪气留于肠胃，成为肠瘤。但肠瘤发展较缓慢，迁延数年，用手触按，质地柔软。

现在这种病前期就是溃疡性结肠炎等，血便很多，日久消耗人体，治疗不当，最后就是肠癌。这个病，越早中医介入越好，如果延宕日久，就容易不治。但通常病人的观点不是这样，都希望先用西药控制病情。

我们再来看下西医是如何看待这个病的：1.溃疡性结肠炎是一种病因尚不十分清楚的结肠和直肠慢性非特异性炎症性疾病。在中医看来，这属于阳明病。2.病变局限于大肠黏膜及黏膜下层。病变多位于乙状结肠和直肠，也可延伸至降结肠，甚至整个结肠。病程漫长，常反复发作。3.本病见于任何年龄，但20 ~ 30岁最多见。那么肯定和青壮年的生活方式有关。4.血性腹泻是最常见的早期症状。其他症状依次有腹痛、便血、体重减轻、里急后重、呕吐等。偶尔主要表现为关节炎、虹膜睫状体炎、肝功能障碍和皮肤病变。发热则相对是一个不常见的征象，在大多数病人中本病表现为慢性、低恶性，在少数病人（约占15%）中呈急性、灾难性暴发的过程。这些病人表现为频繁血性粪便，可多达30次/天，以及高热、腹痛。而诸如高热、腹痛、便血、腹泻这些症状，如果中医辨证准确，都是可以解决的。

“已有所结，气归之，津液留之，邪气中之，凝结日以易甚，连以聚居，为昔瘤，以手按之坚”：如果邪气已经结聚在内，津液停滞不行，邪气凝结不散，日益加重并且发展迅速，接连积聚，便形成“昔瘤”，用手按摸，质地坚硬。

“有所结，深中骨，气因于骨，骨与气并，日以益大，则为骨瘤”：邪气已经结聚，且深入骨部，邪气在骨部为患，逐渐扩大，则形成骨瘤。

“有所结，中于肉，宗气归之，邪留而不去，有热则化而为脓，无热则为肉瘤”：邪气结聚在肌肉，宗气内走于此，随邪气留结，着而不去，如有内热可化而为脓，如无热可形成肉瘤。

“凡此数气者，其发无常处，而有常名也”：上述这几种邪气致病，变化无穷，其发作也无一定部位，但是根据症候表现，都有一定的名称。

本段指出：如果邪气不断深入，内侵筋骨，日积月累，则可形成“瘤”，即肿物、积块，看来古人对肿瘤等已有认知。究其病因主要有三：一是外伤寒邪；二是饮食失节；三是忧思太过。其病理则主要有四：寒凝、气滞、血瘀、津停。

西医是怎样看待肿瘤的？肿瘤是指机体在各种致瘤因子作用下，局部组织细胞增生所形成的新生物，因为这种新生物多呈占位性块状突起，也称赘生物。医生是根据肿瘤的病理学形态、生长方式以及对病人的危害程度，将肿瘤分为恶性和良性两大类的。

良性肿瘤，生长缓慢，有包膜，呈膨胀性生长，摸之有滑动，边界清楚（这一点很重要）。不转移，预后一般良好。有局部压迫症状，一般无全身症状，通常不会引起患者死亡。

恶性肿瘤（癌），生长迅速，侵袭性生长，与周围组织粘连，摸之不能移动，边界不清。易发生转移，治疗后易复发。早期可能有低热、食欲差、体重下降，晚期可出现严重消瘦、贫血、发热等，如不及时治疗，常导致死亡。

把这些弄清楚很重要。有问题不用慌，先弄清楚良性肿瘤与恶性肿瘤的临床表现和预后（即病人的最后结局）的不同，才能更好地进行干预。

古代中医把肿瘤归属于症瘕、积聚、瘰疬等病范畴。肺与大肠相表里，肺虚，则容易引起肠癌，肺属金，金能克木，肝属木，肝血亏损就会使癌细胞扩散到肝部而引起肝癌；金能生水，肾、膀胱以及生殖系统属水，肾精亏损就会使肺部的癌细胞扩散到小腹部而引起膀胱、前列腺或宫颈、卵巢等发生癌变。其他脏腑癌病的扩散规律可依此类推。

关于癌症的生成，有几个原因。第一个原因是老与病为邻。不是过去没有癌症，而是那时人的平均寿命短，没来得及得癌就死了。癌症实际上源于衰老。老了，气血就衰，而治病也要靠气血，到底这时是要靠气血养着自己，还是靠气血治病，就是个问题。

有人说，那为什么有的年轻人也得癌？那是因为他们把身体“作”成了早衰。什么叫癌？就是细胞的无序生长。人年轻时，有活力，细胞有序；到老了，气血就无力了，细胞也无序，无序就易得癌。

第二个原因：凡大病，必与情志有关，癌症也如是。一般来说，长期忧郁悲伤易患肺癌，兼咽炎者易患喉癌、鼻咽癌；长期郁闷生气男子易患肝癌，女子易患乳腺癌和子宫癌；经常忧思烦恼或在吃饭时生气，易患胃癌、食道癌、大肠癌等。还有好多孩子在吃饭时总是被大人训斥，所以会打嗝连连，脾胃虚弱。经常生气抑郁外加恐惧，易患膀胱癌、前列腺癌、卵巢癌。所以说，养格局，养性情，才会少生病。

第三个原因：癌症患者一定是元气亏损的人。西医治疗癌症往往采用手术、放疗和化疗，其原理和方法不是不可行，但西医在治疗过程中忽略了一个问题，就是患者所存元气的多少。恰恰这一点，是患者能否存活的关键。所以无论放疗、化疗，最后拼的都是命硬，所谓放化疗有“把好细胞和癌细胞一起杀死”的说法，所以病人会脱发，会脸变黑、手指变黑等，变黑，就是损了肝肾。其实这时杀死的不仅仅是癌细胞，而且消耗了真阳元气。这么说吧，人体每天都会有上亿个细胞死亡，所谓元气足，就是人体能产生同样多的细胞进行补偿，而元气不足，人体的“好细胞”就会逐渐减少，而邪气就会强大。

中医医生为什么对收治癌症病人慎之又慎，尤其是那种病人知道自己已经患癌的？因为这病有一方面是情志病，病人一旦知晓自己的病症，往往会心神大乱。人，只要得病，就会紧张，听到稀奇古怪的病名就更慌乱。为什么有些人一听说自己有了肿瘤、患了癌症，没多长时间就全身心崩塌了？其实这信息、这意识直接捣毁的不仅是身体，还有五脏神明。先是惊，肝魂就乱了；然后是恐，肾神就乱了，人就全无定力，免疫力就快速降低；再由悲悯自己而心神大乱……这时，人基本就做不了自己的主了，身体也随之涣散。五脏神实质上是生命最重要的能量源和坐镇者，一旦它们散乱崩溃了，生命就坍塌了。

还有一点。癌症本来就是阴性的病。在恢复患者机体活力的过程中，肿瘤的体积会暂时有所变大，这也是不懂医理的病人不能够接受的。其实这是因为疾病“来路”稍有疏通，而“去路”尚且不通，大量的白细胞前来清除坏死的细胞却一时不能携带而去，势必暂时增加肿瘤的体积。一旦正气的势力超过邪气的实力，“去路”得以疏通，则“病去如有神助”矣！由于其他脏腑的正气同时有所恢复，病邪也就不可能继续扩散，因为病邪只能向正气虚弱的部位扩散，绝不可能向正气充足的地方扩散。但因为医生不能时时守在身边，所以病人见肿瘤变大就会害怕，这也是肿瘤病人难以医治的原因之一。

一般癌症患者到中医手里时，大都已是晚期，此时非极端手段不能救治，因为癌症属于积聚，就是由于气血不通造成的，所以，可以利用灸法的“通窜”原理进行治疗，比如对于脏腑肿瘤所处的部位，可以大致分为上中下三个部位，处于下焦的可以重灸关元穴，辅以中脘穴。处于中焦的可以重灸中脘穴，辅以关元穴，比如乳腺癌，肿瘤处于足阳明胃经上，灸中脘最为适宜，灸至500多壮以后，会感觉到有“气”在乳房内跳动，这就是被激发的阳气正在“攻击”肿瘤。处于上焦的可以重灸膏肓穴，辅以中脘穴和关元穴。对于病症较重、正气极虚的患者，一般每天施灸不应超过15壮，而且要先服二十剂左右“当归四逆汤”，以缓解精血两亏的症状，而后再服大剂附子理中汤来恢复脾胃功能。用“通窜”来对治“闭塞”，是非常对机的方法。但若元气已大伤，此法也是死生各半。但大多数危重病人，是无法接受这种治疗的。

在《李可老中医急危重症疑难病经验专辑》一书中，李可老中医对危重心衰病人用“破格救心汤”，其中附子用量上百克，非李可老中医这种勇于担当的人，是做不成此事的。

五

去故就新，乃得真人

咱们接着讲原文。

帝曰：愿闻要道。岐伯曰：治之要极，无失色脉，用之不惑，治之大则。逆从倒行，标本不得，亡神失国。去故就新，乃得真人。

当岐伯说了末世治不好病这个问题后，黄帝就问了：我想知道这里面的核心要素是什么？

“治之要极，无失色脉，用之不惑，治之大则”。岐伯的回答是：治疗疾病的要点和极点，就是不能失掉望诊和把脉，把这两点用好了，正行勿问，就是治疗的大规则。

网上天天有人问，这病怎么治，那病怎么治？没办法，中医必须看到本人，永远不能只靠闻听病名来治病。例如灰指甲，同样得了灰指甲的人，会有不同的病因，哪怕网诊，你也要拍张照片上来。有人只拍张舌象上来，这个是不行的。《内经》强调色脉，没说强调舌脉，虽然舌象也是一种“色”，但光有舌象是不行的。我看到你那张脸的时候，才能对你的神情、病症等有个整体感觉和把握。拍舌象和面部，还不能用“美图秀秀”，你必须把最真实的一面呈现给医生。你身体的事，瞒谁也不能瞒医生，其实瞒也瞒不住，你的各种病征把一切都说清楚了。比如说有一个人跟我说她老公得了灰指甲，然后又把她老公的舌头拍过来，这舌象，整个左边都是瘀青的，就冲这一点，这个人的生活就可想而知。再拍过来脸部照片一看，整个表情沉郁、阴骛，你就知道这人从小就生活在糟糕的境况中，不仅仅是肝郁的问题，还夹杂着愤怒和仇恨，这些，在身体上的反映就是又有脚气，又有湿疹，又有牛皮癣和灰指甲，他的五脏六腑都被极度的痛苦伤透了。

“逆从倒行，标本不得，亡神失国。去故就新，乃得真人”。岐伯接着说，如果“逆从倒行，标本不得”，就会“亡神失国”。“逆从倒行”，就是前面讲的“不审逆从”，忤逆天道，并且倒行，这样就离生命之道越来越远了。再不得标本，不明白三阴三阳之标本，不明白病人是本、医生是标，医生和病人对应不上，那么治疗就是失败的，就会“亡神失国”，这里的“国”代指生命。末世的医生之所以治愈不了疾病，最关键的就是“逆从倒行，标本不得”。因此，我们要想成为好的医生，就要审明逆与从，使标本相得，否则我们就会“亡神失国”。现在人得的更多的病是“亡神”的病，就是神明大乱，有病乱投医，而不是从自身找问题。神明一乱，身体就乱，就是“失国”。因为身体就像国家一样，有君主心，有宰相肺，有将军肝，等等，心肝脾肺肾一乱，身体就坍塌了，要想重新做一个新人，就得“去故就新”。这就是对“去故就新，乃得真人”一句的解释。

记住啊，这世上，什么都不是你的，你老公也不是你的，孩子也不是你的，只有你的当下是你的。你这会儿听课心花怒放了，此刻的心花怒放就是你的。这会儿你老公气你了，你一口气憋死在那儿了，这口憋住的气是你的，你出不了这口恶气，这口恶气就污染了你的肝，这个病就是你的了。所以，所谓越活越明白是什么？就是别跟垃圾能量较劲儿，能躲开就躲开，躲不开，就学一招叫“视而不见，听而不闻”，我也听到了，但是没往心里去，我也看见了，但是也没往心里去。只要往心里去了，神明就乱，“主不安则十二官危”，守住心这个主，心安静了、心干净了，再一步，心里美了，人生就换了种活法。

帝曰：余闻其要于夫子矣，夫子言不离色脉，此余之所知也。岐伯曰：治之极于一。

黄帝说：我听懂了，您说一切不离色脉，这个我懂了。即不要自己去假想一切，要看到真人，要看到实实在在的那个人，才能知道他病根在哪里。这个时候岐伯又补了一句“治之极于一”。什么意思呢？本来黄帝认为自己懂了，这场对白就应该结束了，可岐伯一句话，又开始了新的对白。

帝曰：何谓一？岐伯曰：一者，因得之。帝曰：奈何？岐伯曰：闭户塞牖，系之病者，数问其情，以从其意，得神者昌，失神者亡。帝曰：善。

黄帝追问：什么是一呢？

给大家留一个作业吧：去看下《说文解字》。《说文解字》里，第一个解释的字，就是“一”。

《说文解字》是我国第一本字典，共收9353个字，将来有人问你中国第一本字典收了多少字？你可以回答他：9353个字。他再问：第一个字是什么？最后一个字是什么？你就回答：始一终亥。即，第一个字是“一”，最后一个字是“亥”。为什么是“始一终亥”？因为“一”是万物的开始，“亥”是万物的终止。

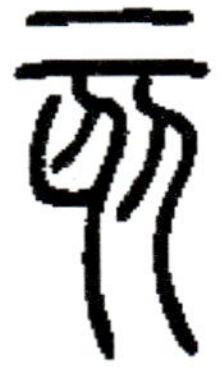

小篆的“亥”字

“亥”字，我讲过，上面的两横是一阴一阳，底下是一个男人搂着一个怀孕的女人在睡觉，意为生命回归到初始的混沌状态，又开始重新孕育。亥年都应该秘藏，如果这时候没藏住，问题就大了。所谓“藏”，一定是秘藏，就像《四气调神大论》所言，“若有私意，若已有得”，就是悄没声闷头乐就成了，一旦高调了，可能就有麻烦。

好，咱们重点说“一”字。

中国古代经典，从开篇到结尾，都是精心构思，绝不乱来的，而且绝对用的是中国思维。《说文解字》也是如此，开篇讲“一”，最后一个字讲“亥”，万事从一开始，终结于亥——从混沌的生命起源开始，再到生命的重新孕育，重归混沌，这，就是这部经典的思维方式。

“一”，是《说文解字》中的第一个字，也是中国古代思想界及医家最爱的一个字，如“天地之至数，始于一”（《素问·三部九候论》）；老子云“道生一”，“天得一以清，地得一以宁，神得一以灵，谷得一以盈，万物得一以生”（《老子·三十九章》）；“天一生水”（《周易》）；孔子云“吾道一以贯之”；养生家每每曰“抱一”“守一”……那么关于“一”字的解读则显得至关重要。

《说文解字》说“一”“惟初太极，道立于一，造分天地，化成万物”，统共十六个字，这十六字真言将中国哲学宇宙发生论的观念一语道尽。一，在别的文化中，只是数字，在我们的文化里，是哲学。

这十六个字要翻译还真不容易，因为无论怎么翻译，都达不到这十六个字的境界。所以，只能讲解，不能翻译。

一，是初始太极。大家都知道《道德经》里的一句话：“道生一，一生二，二生三，三生万物。”（第四十二章）我们看“道生一，一生二”这句，道，是第一层面；一，是第二个层面；二，是第三个层面。用另一个概念解释的话，道，是“无极”，无极就是“无”，但这个“无”不是空洞的意思，而是包含万有但寂然不动的意思。然后“无极”生“太极”，“太极”就是“一”，就是天地不分之混沌。这与许慎的《说文解字》解释相合，而且许慎说“道立于一”，道，立于一之上，也与老子观点相合。由一而生二，则是“造分天地”，即阴阳。化成万物，由阴阳再和合再化生万物，此句也相合，只是不如老子所说的“二生三,三生万物”更细化，但由“一”而化生万物是一致的。所以，“一”在远古人的思维中并不只是单纯的数目字，而是喻指创世之前的混沌状态。神话在描述这种状态时常常使用各种异形而同质的象征意象，如混沌、鸡卵、元气、葫芦等。

我为什么总说《黄帝内经》重要？其实从某种意义上来说《黄帝内经》的开篇就是在讲受精卵，“昔在黄帝”，就是婴儿在羊水中的样子。“昔”，是日在水中，你们看一个胎儿在羊水里，是不是像日在水中？就是一团阳物在水中，混沌如鸡卵。科学家都在研究宇宙，其实科学家完全可以换一下思维方式，不研究宇宙，就研究人，研究生命。人，就是宇宙的缩小版。比如，每天都有大量的阴阳交合，但不见得就创造了生命，生命的产生需要因缘和合，受精卵在成形之前是需要先天之一灵的，那一灵，就是无极之一动吧，由无极而太极，就是受精卵之混沌初萌，然后，就一分为二、二分为四、四分为八……如此，生命就按照一个固定的轨道去走了。禅宗让我们参“父母生我之前我是谁”，那个我，就是无极的一动啊。感老天好生之德，就是“感而遂通”啊！如此，才有地球的繁盛不息啊。

没有“一”，就没有万物，《汉书》曰：元元本本，数始于一。那么“一”作为哲学理念是如何产生，又如何具有其神圣而神秘的形而上意蕴的呢？如果我们今人从“一”字中难以看出其原始混一的宇宙论语境，那么从另一个“壹”字中则不难参悟其原始表象。《说文》释“壹”曰：“壹，专一也，从壶，吉声。”从古字形上看，壹字正像一有盖之壶的表象。上古“壶”“瓠”二字相通，“瓠”即葫芦。由此看来，“壹”字取象实为葫芦，这正说明了“壹”与“一”的宇宙论意蕴源自葫芦创世神话。

我们看葫芦的样子，葫芦上面为天，下面为地，这天和地，外形上有没有分？有分。但里面没有分，因为它中间是通的，是天地混沌之象。你看中国古代的药和道家的丹药为什么都放在葫芦里？因为它可以守天地混沌之气啊。有的酒壶也设计成葫芦形，花瓶也设计成葫芦形，这就叫“壶里有乾坤”啊。

由此，我们可知，养生家的“守一”实为守混沌，“天”字之从一从大，表面上指人头顶上为“天”，实指“混沌的大”或“最大的混沌”。而古代炼丹术士之丹鼎也取象葫芦，表示阴阳混沌如一的状态。天人合一的“一”也是喻指此混沌的无差别状态，而不是简单的天人相合或单纯的天人感应。

实际上，许慎释“一”的十六字真言包含了古代思想家对“天”的所有解读，从原始混一的深融状态到“元气剖判，乾坤始奠”、再到“天行健”“天地之大德曰生”，始终是一种有机的自然主义，李约瑟说“它完全不牵涉什么超越人类之上的造物主或超越自然的神灵的概念，而同时又给最高级的人类经验以充分活动的余地”。这种将宇宙视作一个有机整体的观念，使得一系列的矛盾得以建设性地解决。而西方文明则从一开始就陷入二元论的困扰中，并始终在神学的唯心主义和机械的唯物主义之间摇摆不定，在无法调和的矛盾中不断挣扎。

我们再看一下许慎对一到十的解读吧。

“数”本是事物的一般形式，特别是10以内的自然数，由于和人们的日常生活联系紧密，被人们最广泛地运用，所以最具普遍性，是其他一切数的基础。因此这十个数程度不同地被神秘化、哲学化了。

一，惟初太极，道立于一，造分天地，化成万物。

《素问·三部九候论》："天地之至数，始于一，终于九焉。""一"指事物的整体、元始、普遍性、永恒性、排他性等。为天，为圜（天体），为混沌。

二，地之数也。

与"一"相对，表示一般的对立、对待。为地，为阴，为分。

三，数名，天地人之道也。成数也。

三为什么是成数呢？三，是阴阳和合，唯有阴阳和合，才能成人。《易》三而成卦，天道、地道、人道——三而成道。"三"之意当重在"成"与"合"。因此，要想理解中国文化，对"三"的解读至关重要。

四，阴数也。象四分之形。段注：口象四方，八像分也。

五，五行也，从二（象天地），阴阳在天地间交午也。

古"五"字为"×"，指五行相生相克。

六，《易》之数，阴变于六，正于八。段注：六为阴之变，八为阴之正。九为阳之变。

成"人"之道为三阴三阳，故为"六"。九六对举，六为阴之变，九为阳之变，象征天人之间相互沟通，相与为一。

七，阳之正也。微阴从中出也。段注：易用九，不用七，亦用变不用正也。

易经以日月加五星为七，并有"反复其道，七日来复"之语，由一而七，由七而十二，正是一个完整的循环周期。《内经·上古天真论》中也有女子七七之说。

八，别也，象分别相背之形。

九，阳之变也，象其屈曲究尽之形。

九与“久”“究”通，为“数之终也”，和“极阳之数”。《素问》《灵枢》《难经》皆取九九八十一篇，代表对天道阳数的至诚至敬。中药熟地须九蒸、九晒、九制，都意在纯阳之品，尽取阳气，以期阴阳互济。

十，数之具也，“一”为东西，“丨”为南北，则四方中央备矣。

“十”字，许慎认为是囊括四面八方之地（与天相对应），又包含东西南北中五个方位，以其含义丰富而引出“完备”义。象征完美。

总之，《说文》对“数”的探源，无一能脱“阴阳五行”之藩篱，体现了形、神、理三位一体的哲学内涵。

回过头来讲这个原文。

帝曰：何谓一？岐伯曰：一者，因得之。帝曰：奈何？岐伯曰：闭户塞牖，系之病者，数问其情，以从其意，得神者昌，失神者亡。帝曰：善。

“何谓一”，讲过了。岐伯具体的回答是：“一者，因得之”，就是说在治疗法里边最高级的就是得“一”。“因得之”这个不好翻译，“因”是顺势顺承，就是你要有灵光一现。《道德经》里有一句话叫“惚兮恍兮”，是说好像明白了，可又不是条理分明的这种明白，就是说明白的那一瞬间是在混沌当中，绝对不是在神志十分清醒的状态，所以才“惚兮恍兮”。开悟的“惚兮恍兮”状态和明白的状态的区别就在于这里，开悟是“感而遂通”，是“心”忽然亮堂的感觉；而明白是条理分明，是脑子的清楚。

黄帝问什么叫“一”，我若回答他“等某个瞬间你一下子就明白了”，黄帝能干吗？当然不能，你可以给黄帝讲玄学，讲祝由，但你不能讲太玄乎的。于是，黄帝又问了“奈何？”，怎么才能哗啦一下就明白了？我怎么能“一者，因得之”？要是我们，一想到自己也没啥悟性，这事也就过去了，可黄帝不干，他要刨根问底。

“岐伯曰：闭户塞牖”。岐伯回答他，要做到“一者，因得之”，就一条：“闭户塞牖”，这也是《道德经》里的开悟的招数，《道德经》说“不出户，知天下”，“不窥牖，见天道”，“户”就是门，“牖”就是北窗，可“不出户”，“不窥牖”，怎么能得到觉悟呢？现在人一翻译，就是关窗户、关门，这有啥用？其实，对人而言，口就是“户”，眼就是“牖”，“不出户”“不窥牖”就是关闭自己的“六识”，用元神，就能开悟，就能知天下、见天道。

那有人问了：用“六识”出户、窥牖，就不能知天下、见天道吗？那人为何还要读万卷书、行万里路呢？

这真是个大问题。读万卷书、行万里路，是一种认识世界的方法，但未必能够知天下、见天道。互联网时代甚至都不必你亲自读万卷书、行万里路了，马上开始的元宇宙时代，更不需要你读万卷书、行万里路了，但我们可能离真知越来越远了，信息的复杂化，让我们越来越真假莫辨，甚至以假为真。世界上的事啊，都是“见山是山”，然后有一天“见山不是山”，最后又到“见山是山”的境界，但这其中，山虽然还是山，但已经不是那山，不过都是后天识神在作祟，而老子强调用“元神”的认识方法，则超越了我们的认识局限性，给我们的人生了悟天地真相开了一个更广阔的天地。所以，最好的学习《黄帝内经》的方法，就是同时学习《道德经》，因为《道德经》给了我们知天下、见天道的非同一般的认知方法。可我现在确实分身无术，做不到同时讲《道德经》。不急，咱们悠然着来，学习还讲究次第呢，小学生读不来大学课本，咱一步步来，别呛着、别摔着，因缘一到，咱一起登顶。

好，回到原文。

“系之病者，数问其情，以从其意，得神者昌，失神者亡。帝曰：善”。岐伯说：这种认知方法，应用到病人身上，就是详细问清楚病人的生理、心理，而顺从其发展轨迹，并从中揣摩病人的神气。有神气的，预后良好；没有神气的，预后不良。黄帝说：讲得真好。

也就是说，当你把“闭户塞牖”这个方法用在诊断病因上，你会全部了悟病人的问题。在临床上有件事：每当把脉时，我都是不自觉地闭上双眼的，同时不许病人再喋喋不休，那是一种静极的感觉，会让万事万物自然呈现。后来有病人说，看我把脉时，感觉全身，从肉体到精神，都涌向了我的指下。其实，要想全神贯注，还真得“闭户塞牖”，这时可不是单单观察病人的神色，脸上的神气好辨别，脉下的神气才是关键啊。还记得我先前讲的脉法吧，脉，要有神、有根，如果无神、无根，就是坏脉，所以，“得神者昌，失神者亡”，指的是脉象。

实际上，在这种静极之下，才能“以从其意”，这是指医生和病人的一种高级沟通。这时，医者的身体也开始变得敏感、敏锐起来，用一句成语说，就是“感同身受”，病人哪里疼我就会哪里疼，他哪里不舒服我会哪里不舒服，比如说这个病人膝盖有毛病，那个病人有偏头痛，医者都能感知到，这才叫“系之病者，数问其情”。只有到了这一步，就是“标本合一”“气息相通”，这，也是“医者，意也”，只可意会，难以言传。“以从其意”这句不是说完全顺从病人的意思，而是说我们俩此时都透明了，但他看不见我，我看得见他，甚至这时我就是他了。听着玄妙吧，但不如此，也成就不了明医。我这里写的是“明医”，“明医”不同于“名医”，这两个可是有云泥之别啊！这世上啊，就怕“用心”二字，万事万物，唯精唯微，不用心、不用生命去体悟，得不着真谛。所以说，医生用心看病是重耗心血的，遇到这样的医生，一定要珍惜啊！

但也要提防“假脉”。比如有些病人是你粉丝，见到你就激动或慌张，他会说：“哎呀，我总算见着活的了，我能先给你照张相吗？哎呀，我都不知道来干吗来的了……”还有的人见到你就激动地哭了，你说你这时候怎么给他把脉？他不仅忘了自己是什么病，还说话颠三倒四。这时候，就要先和他聊聊天，而且第一次的脉象不算数，还得等他情绪稳定了，再把一次，这时，才会出现真实的脉象。

“得神者昌，失神者亡”。这句前面讲了，是得脉之神气，而不单纯是望诊。到现在谁教你脉法时，教这八个字呢？！很多人询问我，将来发明了诊脉仪，是不是就不用人把脉了，而且人人都会看病了？唉！这世上，人对人，人对机器，能一样吗？用不用心，才是关键啊！诊脉仪就算能把出气血数据，也把不出人情啊。再说，这句话已经说得明明白白，要得其“神”，而不是得其数据。看来古人早就预知我们后人会做这种事，所以才苦口婆心，叨叨这事的。

什么叫美好？所谓美好就是和合。人与物的和合总是差那么一点。因为“无常”才是本质，也就是说：变化才是本质，人随时在变化，尤其是心理变化，这个变化是机器无法预知的。而人，只要瞥你一眼，这个变化可能就被感知了。更何况人还有个第六感，除了有视觉、听觉、嗅觉、味觉和触觉等五个基本感觉外，还有个超感觉力，这个，显然超出了仪器所能探测的范围。

第六感觉是一种神秘的感觉，不同的人会有程度不同的感知性。比如：

曾经做过的梦在现实中果然发生了；到一个从未去过的新地方，却发现非常熟悉那里的景物；在别人尚未开口时，已知道他将说什么；常有正确的预感；预见会碰到某人，结果果然如此；在灾祸到来之前有不适的生理反应，如窒息感、乏力，等等。总之，人体“第六感觉”的发现对人类了解自身的活动规律和防治疾病都是有益的。

好，这一章就讲完啦。

这一章讲了两个问题，一，论述了移精变气的祝由法；二，讲了诊察色脉的重要意义，在第二部分，又讲了上古、中古及暮世治病的不同及原因。而上古、中古及暮世治病的差别，主要源于人生活状态的变化，以及医生知识结构的缺失。上古，观乎色脉，以通神明即可。中古，明药性、懂标本，即可。暮世治病，不本四时，不知日月、不审逆从，这三个否定表达，说出了末世治病无法痊愈的原因。最后一节，又谈到了“得神者昌，失神者亡”的问题，所以，通篇都暗含对“精、气、神”的解读，这些，都是生命的关键啊！最后，连黄帝都要用一句“善”结尾，细读全篇，果真是讲得好啊！善哉善哉！感恩先圣之慈惠无穷，我们后人好有福气！

汤液醪醴论

第十四

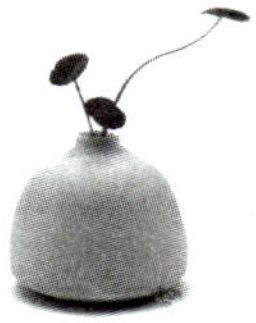

这一篇叫《汤液醪醴论》，“汤液”，我已经讲了多次，据说是来自商汤的大厨师伊尹所写的一本书《汤液经》。伊尹一生有四个职业：厨师、宰相、食医，还有一个就是教师（他是商汤的老师），所以，此人是中国古代立德、立功、立言的大人物。《汤液经》里最重要的观念是《内经》所言的“谨和五味”，就是五脏接收的最自然的东西，不是饭，而是“味”，这个“五味”就是肝喜酸、肺喜辛、脾喜甘、心喜苦、肾喜咸，而且储藏阴精的五脏也会因五味而受伤。比如味过于酸，肝气就会往外泄——收多了，就只能外泄。而肝木克脾土，肝气太过的话它就会克制脾胃，因此多食酸了以后就会伤脾气，叫“脾气乃绝”。所以伊尹在调和五味时，不仅强调食物的搭配，而且注重水和火对食物的影响，比如水可以把五味里边特别强烈的东西给淡化掉。而火候不单纯是大火小火的问题，食物材质的搭配也叫火候，在中药里就表现为剂量的问题，每个病人，多少当归配多少白芍，也属于火候。

还记得我讲过大枣在伤寒方里的应用吧，比如说12枚大枣，有主通十二经脉的作用，而30枚大枣正好是天阳地阴之数的相和，所以用30枚大枣的时候，是要借天阳、借地阴来治病，但这个术数的问题，目前的中医已经全然没有这方面的修养了，一律开成4枚或7枚，治病疗效就有可能打折扣。

再说醪醴。醪醴是酒，其中醪酒指我们常食用的醪糟，把醪糟汁放到中药里，就是药酒。醴字从酉，从豊（lǐ），豊亦声。“豊”字上“曲”下“豆”，曲，原本也是一个大碗，放五谷放多后，发酵而成“麯”，所以后来指发酵物；下面的“豆”字是古代器皿，上面的一横代表锅盖，而且是祭祀时的器皿，所以古代礼物的“礼”写作“禮”，也就是摆在祭台上的美酒，看来中国人送礼送酒素有渊源。而繁体的“醫”字下面有“酉”，就是酒坛子，所以，醪醴，指祭祀用的、献给上天神明的美酒，又是治病救人的最早的药。

上古，酒能治病，不只是因为古人单纯，还因为当时一般人喝不到酒，酒都要献祭用，给上天神明喝。古代有一个说法，叫作“药不玄冥，其疾不瘳”，就是如果这个药你吃下去，没有玄冥昏倒，你这病好不了。而最容易达到玄冥昏倒的，就是用酒了。

那种状态，又类似于晕针。我真见过晕针的人，一针下去，人就软绵绵地栽倒了。说实在的，这算得上是针刺的较佳状态。那种精神紧张又不晕针的人比较麻烦，因为整个肌肉束会把针缠死在那里，拔都拔不出来。有的人甚至能把针缠弯了，除非在旁边再扎一针，才能起针。

为什么吃药后晕倒了，病就容易好呢？因为人在无意识的状态下，病邪去得最快。有意识，有时候你就想“我一定要赶走它，我一定战胜它”，你们两个就杠上了。记住，有些东西只要你不想它，它也许会消失于无形。比如有病人说：“我爷爷死于肝癌，老爸死于肝癌，我的肝一定有问题，我总是对自己的肝提心吊胆……”那你就没有好日子过了。天天提防着这个肝，气也就凝聚于此，关键你这是忧伤、恐惧的气啊，所以早晚会出事儿。你干吗不想着：“一切都从我这里结束吧！好好养护自己的肝，不愠怒、不生气，不酗酒，为了后代不再出现这种恐惧，从我这里让一切改变！”所以啊，有时候一念之转，可能会救一个家族！

《说文解字》中解释“酒”为：“就也，所以就人性之善恶。”意思是说，酒可以成就人性的善，也能助长人性的丑恶。

酒到底是谁发明的有很多种说法，现在已无从考究，讲一个《战国策》里关于酒的传说。

有一个叫仪狄的女人经过一番努力后，酿出味道很好的美酒，就进献给夏禹。夏禹喝后觉得味道确实非常好，但夏禹说：“后世君王一定有因为喝了美酒而亡国的。”从此他就疏远了仪狄，也不再碰酒。

一个喝酒的问题，夏禹居然把它上升到了关乎国家存亡的高度，这是不是太过了呢？其实夏禹的意思是过度喝酒会造成人大脑的不理智、不清醒，就会做出非理性的判断，干出蠢事。

酒到底是什么呢？中国的酒主要是由谷物酿造的，属于水谷之精华。

中医认为酒气彪悍，酒入到胃中，会使胃胀，然后气上逆满于胸中，造成肝胆的浮越。平常我们的肝胆都是耷拉着的，人喝完酒后，肝胆马上就横起来了。这就是俗话所说的“酒壮〈尸从〉人胆”。人在喝完酒以后，胆量往往成倍增加，平时不敢说的话也敢说了，不敢干的事也敢干了。但往往是说了、做了，酒醒后追悔莫及，为时晚矣。

中医认为：酒可以使人通神明，还可以通行经脉。所以酒通常是用来做引经药的，比如说我们现在常食用的米酒、黄酒，在古代就是非常好的药引子。

张仲景所著的《伤寒论》中，用到酒的方子有炙甘草汤、瓜蒌薤白白酒汤、当归四逆加吴茱萸生姜汤等。其中，当归四逆汤主要治的是厥阴肝经的病变，而酒是走肝经的，所以酒是引经药，通过酒把药带过去，酒在这里起的作用非常重要。

清朝陈士铎写的《本草新编》中讲道：酒"少饮有节，养脾扶肝，驻颜色，荣肌肤，通血脉，厚肠胃，此酒之功也"。这里就说了饮酒有诸多好处，但也再一次强调了饮酒要有节度。

酒要"少饮有节"，每天稍微喝一点点，对脾胃是有好处的，因为酒可以通血脉、厚肠胃、御风寒，同时还可以消愁，因为酒有宣散的作用。但如果喝得太多，就成了借酒消愁愁更愁，那就会加重情志的问题。

都说良药苦口，可喝过经方的人都有个体会：《伤寒论》里的方子都挺好喝的。为什么啊？因为它们都是从《汤液经》里变化出来的啊。一定要记住，中医有四套系统：医理，是《黄帝内经》；药理，是《神农本草》；脉理，是扁鹊《难经》；方理，是伊尹的《汤液经》和张仲景的《伤寒论》。所谓医学的四大经典，就是《内经》《本草》《难经》《伤寒论》，但文化从来都不是一蹴而就的，都是有发端和传承的。经方的理论开端就是伊尹的《汤液经》，然后才是《伤寒论》。据说《汤液经》里有小阳旦汤，所谓阳旦就是太阳初起，也就是太阳表证方。小阳旦汤有啥呢？桂枝、白芍、炙甘草、生姜、大枣。大家一看就明白了，这不是《伤寒论》里的桂枝汤嘛。从名称上看，小阳旦汤更符合太阳表证，但张仲景改名为"桂枝汤"是方便我们大家记忆，但这个方子的味道酸酸甜甜的，依旧有汤液的美意。

在《汤液经》中，方名还有更古怪的，比如大小青龙汤、大小朱雀汤、大小白虎汤等，这些都是按星宿起的名字，后来的老百姓不太明白，于是张仲景做了一件天大的好事，就是把方名改了好多，比如小阳旦汤改成桂枝汤，以第一个药物的名字来命名，而苓桂术甘汤，你不用背就记住了：茯苓、桂枝、甘草、白术，就这四个药，组成了一个妙方。由此，《伤寒论》就贴近了我们百姓，那些古代神神秘秘的方子，因为张仲景，而就此落了地。

一

上古作汤液，为而不用

咱们进入《汤液醪醴论》原文。

黄帝问曰：为五谷汤液及醪醴奈何？

黄帝问道：怎样用五谷来做成汤液及醪醴呢？

岐伯对曰：必以稻米，炊之稻薪，稻米者完，稻薪者坚。

岐伯回答说：必须要用稻米作原料，以稻秆作燃料，因为稻米之气完备，稻秆又很坚实。

帝曰：何以然？

黄帝问道：为什么要这样呢？

岐伯曰：此得天地之和，高下之宜，故能至完；伐取得时，故能至坚也。

岐伯说：稻谷禀天地之和气，生长于高下适宜的地方，所以得气最完；稻秆收割在秋冬时，因此其杆坚实。

这，倒印证了曹植那首七步诗：煮豆燃豆萁，豆在釜中泣。古人这样做，大概是取其豆与豆萁同气，就像稻米和稻秆同气吧。做稻米饭要用稻秆来煮，然后再发酵蒸发为汤液醪醴。为什么要这样做呢？因为稻米生长在高下适宜的平地，上受天阳，下受水阴，而能得“天地之和”，故效用纯正完备；春天种下深秋收割，尽得秋金刚劲之气，故其薪“至坚”，所以必以稻米作为最佳的原料，稻薪作为最好的燃料。

在这一段里，岐伯告诉我们，谷物要得天地完整之气，得长在高下适宜的地方。就连稻秆也要按时令伐取。即，任何事物都要按时令走。

下一段：

帝曰：上古圣人作汤液醪醴，为而不用何也？岐伯曰：自古圣人之作汤液醪醴者，以为备耳。夫上古作汤液，故为而弗服也。中古之世，道德稍衰，邪气时至，服之万全。

黄帝问：上古圣人，制成汤液和醪醴，做好了，却不急着用，这是为什么呢？岐伯回答：古代圣人做好汤液和醪醴，是以备万一的，因为上古太和之世，人们身心康泰，很少疾病，无邪气则不必服用。到了中古时代，道德衰微，人们身心虚弱，外界邪气不时乘虚伤人，但只要服些汤液醪醴，病也就好了。

“为而不用”这几个字特别重要，就是我有这个药，但是我不用这个药，为什么？下面岐伯说“自古圣人之作汤液醪醴者，以为备耳”，只是作为一个储备，因为：无邪则不必服。所以大家一定要记住，吃药不可以随便，必须得有邪气的时候才吃，没有邪气时服药会怎样呢？会乱了气血。

所以，我在临床上就特别强调：服我开的药时，绝对要停掉其他的一切药，包括西药和中药，也包括保健品。治病就是治病，咱别谈调理，都病邪深入脏腑了，攻病还来不及呢，就别想那些保健的法子了。

在喜马拉雅上讲了《伤寒论》后，有人病得很重了，还总是要食疗方，这我就没办法回答了。还有人直接要方子，说：“我失眠，你给个方子吧！”这个也没办法回答——你失眠到底是哪种情形呢？你是虚烦不得眠，睡不着觉？你还是入睡难？你还是多梦？你还是睡觉轻，一会儿醒一会儿睡的？你还是早晨醒来跟没睡似的不解乏？方子，《伤寒论》上都有，但你不说清楚，就没办法用，这，也叫“为而不用”。就是一碗碗药都备在那儿了，具体谁能喝，得看人。

那有人问了：上古治病，不用汤液醪醴，用啥呢？用祝由啊，这个在上一篇《移精变气论》里讲了，上古巫师就是扎个刍狗，然后叨咕几句咒语，把你的病移到刍狗身上，然后再把刍狗一烧，就完事儿了。实在不行的，再喝几口汤液醪醴，人一晕乎，睡一觉，也就好了。现在我说这些你肯定不信，咱们也回不到上古，也见不到巫师，也不会咒语，所以就当故事听吧。

其实，老子一句“天地不仁，以万物为刍狗；圣人不仁，以百姓为刍狗”不知震碎了多少玻璃心。大仁不仁，把这句搞明白了，就不必拿自己太当回事儿了。有人说拿自己当回事儿不对吗？对，但不能太过，所以后面跟了一句“不如守中”。凡事差不多就行了，该吃吃该喝喝。有人说我为了养生，这个不能吃，那个不能吃，这就拘泥了。太刻意养生，也是不明白生命野蛮生长之道。饭桌上有人说自己脸上过敏长疙瘩了，不能吃螃蟹、不能吃发物，我说吃吧，能用螃蟹发出来，还不用药了呢。果然，吃完了啥事儿没有。

咱现在虽然不会咒语，但跟病人多聊一聊，也能帮病人去些病。这么说吧，两个医生放一起比较，肯定是性格温和、愿意跟病人多交流的那个医生的病人多，哪怕他的医术比不上另一个脾气怪异的医生。中医生，真的有点文人特性，有的医术高，但桀骜不驯，性格古怪，病人就不会多。而有的呢，医术一般，就是笑眯眯地一团和气，病人可多了。

现在的病人呢，很多是从孤独寂寞、怨恨、愁苦上得的病，医生和病人交流有两个要点，一是要有医术能镇住病邪，二是说话要直点病人的命门，把他的要害说出来。所以看病真是一个力气活儿，而且是一个心智活儿，可不是看看舌头、把把脉那么简单的事。

比如说那天来了三个病人，一个老板、一个合伙人、一个助理，我一看就说："你们这公司办不下去了，要么先治病，要么赶紧散伙，否则越拖越垮。"这一句话直捣三人命门，三人忙问缘由。我说："老板重度焦虑，助理内心憔悴、全身是病，合伙人嘛，呵呵。"就说这合伙人吧，男的，40岁，大家都猜不到现在男的40岁能弱到什么样。他原先是一个体育生，每个星期要打三次排球，后来膝盖受伤了，他说他现在在外边厕所里都尿不了，因为只能坐在马桶上撒尿，起身时最好旁边有个杆子可以扶，没有杆子都站不起，起来后，筋能疼半天。平时呢，汗也固摄不住，总出汗。按理说，只是膝盖受伤的话，人不至于衰弱至此，我把脉后发现，此人受过大惊吓，从此一蹶不振。我就问是不是这样。他们仨听了我的话面面相觑，然后告诉我说，他的钱被人骗走了，从此才落下这毛病。

大家跟我学这么久了，应该能明白这人的病根了吧。恐伤肾，肾主骨，胆主骨所生病。什么可以抑制恐惧呢？思胜恐，他若把这事想不明白，就永远逃离不了苦海。我们之所以上当受骗，不是骗子太狡猾，而是我们贪心太重！所以，要给他看病真不是怎么让他的腿有劲的问题，而是要打开其心结，他才能重新站起来，心结、贪念不去，病不会好。

大家要明白一件事，老年人来看病，就是一个气血衰败的问题，就是有肿瘤，也是气血衰败导致的，不乱治，也糟糕不到哪里去。比如我已经退休了，当了一辈子教师，以前整天都在为上课可能迟到一事焦虑，现在好了，终于可以放下了。下一步就是要学会充分享受悠闲的好处，哪怕还是为解读《内经》着急，但还是能偶尔宽慰自己，可以悠闲一下，拔拔草、蹲在地上看一会儿野花、看看电影、跟朋友一起喝喝茶、去海边走走，不会耽误太多事情的。再说，有些事一定会有别人做的，自己已经没那么重要了，放心玩玩吧。

但年轻人看病不一样，我认为年轻人看病会关系到他的后半生，如果40岁时连尿尿都不能站着尿了，那你的脑力、你的气化能力都衰败了，你对社会的贡献就谈不上了。这时看病，岂止是调气血、调心态，更是要让他对今后的生活保持乐观心态。身体好了，心态好了，才能有一个好的未来。

二

忏悔有没有用

有人问：咱们不会古代的祝由，也遇不到能直捣命门的好医生，那自己忏悔管不管用呢？

好问题！太管用了。但有几人能真心忏悔呢？！

其实，这个问题正好接续了岐伯的关于中古治病的话题。岐伯说：中古之世，道德稍衰，邪气时至，服之万全。

“中古之世，道德稍衰”，说句实在话，好好读这篇能读明白好多道理。人为什么得病？因为德行坏了。西方医学一贯认为：病就是病，跟道德无关。而中国医学自古而来，就把疾病和道德相连，认为如果出现身形的相克与忤逆，出现五伦相违背，社会风俗恶化等病，尤其要以道讲之、疗之，否则治不好。

从这两段文字，我们可以看出，上古之人之所以无邪，是因为他们德行淳厚。当道德不淳厚之时，“邪气时至”，邪气就时不时地来了。不淳厚，人就不圆满了，邪气就有空可钻了。苍蝇不叮无缝的蛋，邪气和邪气同气相求，人就病了。很多人把传统的道德教化看作是让你如何委屈做人，这是对传统文化的误读。事实是，真正的道德教化是养人的“浩然之气”，是养人的“直、方、大”，是教你更加堂堂正正地做人。如此，就“正气内存，邪不可干”。

解决道德衰微的问题，我一向坚持的方法是学习《诗经》《周易》《内经》《心经》等经典。《诗经》的“思无邪”就是大法，《周易》的“自强不息、厚德载物”就是大法，这些大法是修性情的淳厚，是保持人性纯真和良知的一种方法。但因为根器不同、教育不同，不是人人都可以从此入手的。一旦熏染了品性，民间还有一个补救方法，就是忏悔，但这种方法有一个问题，就是除非已经恶果显现，又求医无门时，人们才想起忏悔，这时如果忏悔不真实、不深刻，依旧无用。

忏悔的定义是“永不再造”。比如我知道悔过了，并以后永不再造这个过失，这叫真正忏悔。可是不是还有那句话嘛：好了伤疤忘了疼。人，是忘性最大的动物啊。动物，一般会把一切伤害和恐惧记在基因链上，可是人，因为比其他动物的生存环境相对安全，所以，不仅忘性大，而且有屡犯不改的毛病。孔子为什么夸颜回“不贰过”，绝不再犯以前的错误，可见这个品德不是人人容易做到的。

民国时期，东北有位王凤仪老先生，真是了不起的人物。他有两点让人非常钦敬，一点是用化性情的方法讲病，另一点是创办女学。每遇到病人，他都为其说病，让其忏悔，病人或哭，或笑，或吐，或泻，然后就病愈了。

为什么说忏悔也能管用呢？一般说来，药，能治愈风寒暑湿燥等形外之病，但病，多由五伦失调，或由因果气运而来，所以想要彻底拔本清源，不自行忏悔，还真找不到病因。

比如，在王凤仪看来，心腹疼痛，多因欲而不得，恨怨之甚而来。以致水火土不相调和，而相克逆，这种情形，当问其性，让其明理，柔和以化之。肺病，多因恼人得来的。老人忧想儿女过甚，或子女不孝双亲，皆是伤土克金，克逆伦常之病。故孝能养肺，悌能养心云云，此伦常疗病之例也。再比如头部病，多因犯上不明理所得（这不禁让我想起了我小学时有严重的头痛症，那时真的是犯上啊，不听父母的话、不听老师的话，只要是大人说的，我都质疑，并厌恶。当时也没人管，也没有药，我只好每天把头咚咚地往墙上撞，后来居然好了，也可能是随着长大，我也不犯上了，有点婉然从物了。比如我根本不想考大学，可我爸想让我考，那我就去考呗，考大学毕竟能远离家庭，获得些自由）；腰腿病，多因烦闷无智慧所得。能认得清道得破，其病必愈。他还说：有奇形怪状，精神惧变（这应该说的是情志抑郁、自闭等症），久病反复，医药罔效者，多系因果病，或关父母（这个我也讲过，比如父母在怀孕期间种种暴戾乖僻），或由己身，做出种种失德之事。此类疾病，非道过痛志悔改莫治。

他给出的具体做法是：给自己一个时间，思想自己12岁后的种种不当，至诚忏悔，认自己的不是，才能得愈。为什么是12岁呢？因为12岁前，孩子的生活状态，甚至疾病都是父母给的，小孩子有病跟家长是密切相关的。不是父母孝道有亏，就是性情不好，还有就是过度宠溺、教育无方，甚至从怀孕时就播下了孩子日后身体和性情有恙的种子。这里面，尤其要看母亲的性情。

讲到疗病之理，实亦至微至要，非可一言道破。要之不外五行运化之真理。现在呢，五行运化之理大家多少都懂一些了，缺的是“至诚忏悔”。

王凤仪说：至诚忏悔，就是立志、迁喜、道过、问性，不为功。此以先天补后天，以性理疗生理之道，义真理切，百发百中，心诚则灵，存乎其真也。

他的一句名言是：“道不行，用不着道；德不做，就没有德。”道，如果不去做，就永远上不了“道”；德，如果不去做，也永远没有“德”。总之，他是个大字不识的行动者，是一位践道者。

▶ 道，如果不去做，就永远上不了“道”；德，如果不去做，也永远没有“德”。

据说在他的继承人刘善人的讲病会上，有很多人哭，笑，吐，泻。吐出来的东西味道都不一样，吐酸腥的，是肝系统的恨与怒；苦的，是心系统的伤和痛；甜腻的，是脾系统的愁和怨；辛辣的，是肺系统的忧；咸和腐的，是肾系统的积与滞。一切，不过是五脏与五味的对应，郁积多年在脏腑，终于随强烈善念摧枯拉朽倾泻而出，这些类似中药的发病反应，其实都是好事。

当人心念改变，或极度忏悔的时候，会呕吐。这个从中医医理上还是讲得通的——心念的突然改变也许会发生心气的陡然逆行，连带着肺胃之气也跟着逆行，胃气上逆，就会吐。吐过之后，病人会浑身轻松，然后，善念产生的正气会使病人生喜乐之心，身体就会渐渐康复。

心念会引起强烈的生理反应，这个在生活中是常见的。比如，我见过一对夫妻，男的一直要离婚，女的坚决不离，可到了我面前，女人说出了一套冠冕堂皇、假仁假义的话，男子听得目瞪口呆，实在忍受不了恶心，便狂吐起来，差点把胆汁吐出来，同时满头冷汗……就这样，男子最终还是肝上长了个大肿瘤。有的男人嘴笨，女人若是伶牙俐齿，真能把男人逼上绝路；但男人的一言不发，有时也能把女人逼上绝路。所以，夫妻相杀，利器不同，但都致命啊。

如果一个人真正地悔过了，心里会生起强烈的善念，善念属阳，激发身上的阳气，阳气迅速鼓动，也能把以前积累和潜伏在身体各部分的毒素逼出来。往哪儿逼呢？往胃里逼。因为脾胃属土，好的坏的，都聚集在这里，就是万物归土啊。在伤寒六经传变中，病邪只要传到阳明胃经或大肠经，便可以用吐法或泻法。所以古代医家有位张从正写了一篇《汗下吐三法该尽治病诠》，所谓“该”就是“赅”，穷尽之意。是说汗下吐三种方法，穷尽了治病的方法。虽然话有偏激，但文章还有可看之处。

三

《汗下吐三法该尽治病诠》解读

张从正开篇先讲了医生的四种类型：良工、粗工、谬工、庸工，工，在这里就指医生。他讲得很有意思，可以帮大家判断下医生。

良工之治病，先治其实，后治其虚，亦有不治其虚时。

高明的医生治疗疾病，先攻其实邪，后补其正虚，也有不再补其正虚的时候。

这个也得两看，如果病人太虚，也要先打打底，否则一攻即亡。因为张从正是攻下派，所以他强调先攻实邪。

粗工之治病，或治其虚，或治其实，有时而幸中，有时而不中。

粗浅的医生治疗疾病，或者补其正虚，或者攻其实邪，有时侥幸取得疗效，有时无效。

谬工之治病，实实虚虚，其误人之迹常著，故可得而罪之也。

荒谬的医生治疗疾病，使实邪更实，使正虚更虚，他们贻误病人的迹象常常很明显，所以可以知道他们的错误而谴责他们。

这个使实邪更实，使正虚更虚，就是完全错误的治法。所以，其实不必把医生分这么多层次，只有对的医生和错的医生。

惟庸工之治病，纯补其虚，不敢治其实，举世皆曰平稳，误人而不见其迹。渠（他）亦不自省其过，虽终老而不悔，且曰："吾用补药也，何罪焉？"病人亦曰："彼以补药补我，彼何罪焉？"虽死而亦不知觉。

只有庸医治疗疾病，只用补法，不敢攻其实邪，病人都说他们稳妥，继而贻误病情，而病人却看不到他们的过错。这些庸医也不知道自我反省，即便把人治死了也不知道是自己的过错。并且说：“我用的都是补药，有什么过错啊？”病人也说：“他用补药补我，他有什么过错啊？”病人就是被治死了也不知道庸医的过错。

最后他总结道：

夫粗工之与谬工，非不误人，惟庸工误人最深，如鲧湮洪水，不知五行之道。

粗浅的医生和荒谬的医生，并非不贻误病人，唯独庸医贻误病人最重，就像鲧用阻塞的方法治理洪水，不懂得五行生克的道理。

然则圣人不言补乎？

难道圣人不用补法吗？关于补法，他说：

夫补者人所喜，攻者人所恶，医者与其逆病人之心而不见用，不若顺病人之心而获利也，岂复计病人之死生乎？呜呼！世无真实，谁能别之？

补法是病人所乐于接受的，攻法是病人害怕使用的，医生与其违背病人的心愿而不被信任使用，不如顺应病人的心理而获得利益，这岂不是不顾及病人的生死吗？！悲哀啊！世上没有正确的标准，谁又能区别哪是明理的医生，哪是媚俗的医生啊？！——说得真好！

文章的后面专门讨论汗下吐三种方法。

故天邪发病，多在乎上；地邪发病，多在乎下；人邪发病，多在乎中。此为发病之三也。处之者三，出之者亦三也。

天之气运异常引发的疾病，多在人体的上部；地之气运异常引起的疾病，多在人体的下部；人的情志和饮食不调引起的疾病，多在人体的中部。这是发病的三种情况。病邪侵入的途径有三种，因此，祛除病邪的途径也有三种。

诸风寒之邪，结搏皮肤之间，藏于经络之内，留而不去，或发疼痛走注，麻痹不仁，及四肢肿痒拘挛，可汗而出之。风痰宿食，在膈或上脘，可涌而出之。寒湿固冷，热客下焦，在下治病，可泄而出之。

风寒之邪，结聚在皮肤之间，藏匿于经络之内，滞留在体内不消除，有可能发生游走性疼痛，麻木不仁，以及四肢关节肿痛瘙痒、拘急挛缩等症，这些可以用汗法祛邪外出。风痰宿食，滞留在膈或上脘等病症，可以用涌吐的方法祛邪外出。寒湿痼冷、热客下焦等病症，可以用泄下的方法祛邪外出。

发散者归于汗，涌者归于吐，泄者归于下。渗为解表，归于汗；泄为利小溲，归于下。殊不言补。乃知圣人止有三法，无第四法也。

总之，发散的方法归类于汗法，涌泄的方法归类于吐法，泄下的方法归类于下法。渗是解表，归类于汗法；泄是利小便，归类于下法。完全不说补法。由此可知先圣治疗疾病只有三种方法，没有第四种方法。

他接着说：

盖汗下吐，以若草木治病者也。补者，以谷肉果菜养口体者也。夫谷肉果菜之属，犹君之德教也；汗下吐之属，犹君之刑罚也。故曰：德教，兴平之粱肉；刑罚，治乱之药石。若人无病，粱肉而已；及其有病，当先诛伐有过。病之去也，粱肉补之，如世已治矣，刑措而不用。岂可以药石为补哉？必欲去大病大瘵，非吐汗下未由也已。

所谓汗下吐三种方法，是用这些草木之类的药物治疗疾病。所谓补法，是用谷肉果菜等食物满足口味滋养身体。谷肉果菜等食物，就好像君主之仁德教化，温和无害；汗下吐之类，就像君主的刑罚，严厉而有痛苦。（这句有趣，谷肉果菜等食物，就好像君主之仁德教化，可不见得人人能接受这种仁德教化啊。人呢，就是“作”，熬夜、夜食路边小摊、争强好胜，只能接受君主之刑罚，受药石之苦。）因此说：仁德教化，是兴盛平安所必需之粮食肉类；刑罚，是治理乱世的药物针石。如果人体没有疾病，粮食肉类就可以满足；人体有病，就一定要先攻击其病邪。病邪去除之后，再用粮食肉类调补他，就像世道已经平安，刑罚就可以置而不用。怎么可以用药物作为补品呢？！一定要治愈重大疾病，除非用吐汗下三法，此外没有其他方法了。

张从正吸取和发挥了前人理论，扩大了汗吐下三法的应用范围，而且在情志治疗方面也很有特色，形成了以攻邪法治病的独特风格，被后世称为金元四大家之一，又被称为“攻下派”的代表。但其用药多用寒凉，比如他说：凡吐至昏眩，可饮用冰水可解，没有冰水，服用凉水亦可。其攻下之药，会用大戟、牵牛、芫花、巴豆、甘遂等峻烈攻下之品。总之，此人属于艺高人胆大之品，但终归用药太猛，无仲景先师儒雅通透之风，追从他的人，也都会有一些问题。

四

药分三品

咱们回到《汤液醪醴论》原文。

帝曰：今之世不必已何也？岐伯曰：当今之世，必齐毒药攻其中，镵石针艾治其外也。

黄帝问：现在的人，即使服了汤液醪醴，而病也不一定好，这是什么缘故呢？岐伯回答说：现在的人和上古、中古时代又不同了，一旦患病，必定要用药物攻其内，同时要用砭石、针灸治其外，其病才能痊愈。

其实，这也给现在治病提出了方向。一是要内服药，至此，汤液醪醴不能再备而不用，而是一定要用了。二是还要用砭石、针灸等外治法。在上一篇《移精变气论》里说了，即使这些都用上，也不见得能治好现在人的病了。

这里，有两个字（词）要解释一下。“今之世不必已”中的“已”就是病愈。从黄帝那个时代病就难治了，可见医学的衰败久矣！ 岐伯曰“当今之世，必齐毒药攻其中”，这里的“毒药”不是我们现在所说的毒药，“毒”字就是“草往往而生也”，就是浓厚的意思。

关于药，《神农本草》把药分成三品，上药养命，中药养性，下药治病。共365味药，暗合一年之天数。

上药一百二十种为君，主养命以应天。比如丹砂、云母、玉泉、石钟乳、涅石、消石、朴消、滑石、石胆、空青、曾青、禹余粮、太乙余粮、白石英、紫石英、五色石脂等。

有人说：我要吃神仙上品药。对不起，这药不是什么人都能吃的。比如神仙上品第一味就是朱砂，我们现在都是化学合成的了，就更不能乱吃了。什么人能吃啊？比如有人治失眠，就会上赤石脂啊、龙骨牡蛎这些药，因为可以重镇安神，或重调元气。

另外，修行的人喜欢吃矿物质，这里面有一个重要的“理论根基”，就是人不如树木活得时间久，树木可以活几百年，而树木又不如石头“活”得久，所以这些人吃石头就是要“占有”石头的长久性。魏晋时期吃五石散，后来人改成吃石钟乳，比如王安石专门写过一篇文章《论石钟乳书》。为什么要吃石钟乳呢？因为据传石钟乳有一个最大的特性是长一寸需要一万年，你一寸一寸数上去，就可以知道它多少万年了，那时的人觉得，吃一寸石钟乳，就吃了一万年，太值了！《论石钟乳书》，就是王安石在论证哪里的石钟乳最好。

古时候还有人会给官僚们送丹药，丹药里边最关键的就是多种矿物质烧制。这些官僚吃了以后，觉得倍儿精神，可脸越来越黑。你想想看，他们天天那么累，起早贪黑，担惊受怕，还成天倍儿精神，凭什么啊？！他们又不是钢铁炼成的，这不是重调元气是什么？！大家记住，无论吃了什么，吃完以后倍儿精神就都要警惕，特别是那些胶囊，要查清楚里面的药物成分。最安全的还是自己亲手煮药，连代煎都不要。

咱们说说朱砂。朱砂乃药之上品，主治“身体五藏百病，养精神，安魂魄，益气明目，杀精魅邪恶鬼，又服通神明”。丹砂，辟邪、镇静第一，但不可盲目服用，需要在医生的指导下使用。

我婆婆84岁了，总担心死。我说，“您够本儿了，1949年前经历过了，1949年后也经历过了，30年的大运，您也赶上了，什么时代都见着了，还有什么放不下的啊，好好活着就是了。以后年轻人该遭啥罪、该享什么福，也都跟您无关了，您也不必操心了。”

上品药除了矿物质的药，有些草木类的药倒也是我们常用的，比如桂枝、菖蒲、人参、天门冬、甘草、干地黄、白术、菟丝子、牛膝、柴胡、麦门冬、独活、车前子、木香、薏苡仁、泽泻、远志、龙胆、细辛、枸杞、茯苓、酸枣、阿胶等。

其中，人参：主补五脏，安精神，定魂魄，止惊悸，除邪气，明目，开心益智。久服，轻身延年。我们现在用的都是红参，也就是九蒸九晒过的山参，去掉了其燥烈之性，滋补之性也更稳定。

细辛：主咳逆，头痛，脑动，百节拘挛，风湿，痹痛，死肌。久服明目，利九窍，轻身长年。

茯苓：主胸胁逆气，忧恚，惊邪，恐悸，心下结痛，寒热烦满，咳逆，口焦舌干，利小便。久服安魂养神，不饥延年。

龙骨：主心腹鬼注，精物老魅，咳逆，泄利，脓血，女子漏下，症瘕坚结，小儿热气惊痫，小儿大人惊痫瘨疾狂走，心下结气，不能喘息，诸痉，杀精物。久服，轻身通神明，延年。

发现了没有？凡上品药，都有可以久服，并轻身延年的效用。

中品药一百二十种为臣，主养性以应人，无毒有毒，斟酌其宜，欲遏病补羸者。

中品药为臣，可以养性养生，补虚羸之人。比如我们常用的干姜、葛根、栝楼银、苦参、当归、麻黄、通草、芍药、百合、知母、贝母、白芷、淫羊藿、黄芩、吴茱萸、栀子、枳实、厚朴、鹿茸等。

其中：

干姜：主胸满咳逆上气，温中止血，出汗，逐风，湿痹，肠澼，下利。生者尤良，久服去臭气，通神明。

芍药：主邪气腹痛，除血痹，破坚积寒热，疝瘕，止痛，利小便，益气。

枳实：主中风，伤寒，头痛，寒热，惊悸气，血痹，死肌，去三虫。

下药一百二十五种为佐使，主治病以应地，多毒，不可久服，欲除寒热邪气，破积聚，愈疾者。

下品药浓烈，可以除寒热邪气，破积聚，治愈病人。比如附子、大黄、乌头、天雄、半夏、巴豆、蜀菽、河豚、桃核仁、杏核仁等。乌头、巴豆、河豚等，不仅不可久服，还要慎服。

但其中有些药，治病一绝啊！

比如附子：主风寒咳逆邪气，温中，金创，破症坚积聚，血瘕，寒温，痿躄拘挛，脚痛，不能行步。《御览》引云：为百药之长。

大黄：主下瘀血，血闭，寒热，破症瘕积聚，留饮，宿食，荡涤肠胃，推陈致新，通利水杀，调中化食，安和五脏。

半夏：主伤寒，寒热，心下坚，下气，喉咽肿痛，头眩胸张，咳逆肠鸣，止汗。

不管药分几品，如何更好地使用和利用它们来造福人类，才是最重要的。

五

神不使也

好，我们看下一段。

帝曰：形弊血尽而功不立者何？岐伯曰：神不使也。帝曰：何谓神不使？岐伯曰：针石，道也。精神不进，志意不治，故病不可愈（病者嗜欲不尽，忧患不止，其神已去）。今精坏神去，荣卫不可复收。何者？嗜欲无穷，而忧患不止，精气弛坏，营泣卫除，故神去之而病不愈也。

“帝曰：形弊血尽而功不立者何？”黄帝问：如果病情发展到了形体弊坏、气血竭尽的地步，治疗就更难见效，这是为什么？

上一段结尾时说，现今的人把一切治疗手段都用上了，也不见得能治愈，这一段是说，把病人折腾一溜够后，身体就彻底垮了，外形虚弱、气血干枯，这时就更难治疗了。现在的病人还真是这样，又化疗又放疗，又激素又手术，推到中医这儿，又吃药又刮痧，等等。有些人对自己下手狠之又狠，这也是恨病，但是没用，为什么没用？

“岐伯曰：神不使也”。你光动那个形，光动那个病灶，没动那个“神”，是没用的。我告诉大家，治病，病人的神不启动，医生的神不启动，二者没有感应、感动，这事就不好办。《易经》里的话不是白说的，“感而遂通”，你不感，人体经脉气血是通不了的。什么叫“感”？上面是个咸，是“都”和“全体”的意思；下面是心，就是你的心得动，你的精神、你的肉体，都得随感而动。医者也要全身心地投入。如果二者没有感应，这个病就难治。为什么医生要收诊费啊？因为医生也要付出心血和时间。而现在，更多的人是把费用付给仪器检测了，人和仪器之间，哪里来的感动呢？

《内经》里的黄帝是最会提问题的，而且不懂就问。记住，跟老师学习，你不问，老师不答。你不懂就问，别有什么羞耻感，无知才令人羞耻呢。你看黄帝那么大的功业了，还要如此努力再学一门新东西，我们有什么好羞耻的呢！

“帝曰：何谓神不使？岐伯曰：针石，道也。精神不进，志意不治，故病不可愈”。“针石”，“针”是扎针，“石”是“砭石”。但，医不是术，是道。学“术”很简单，扎就是了，刮就是了，但不用神，这个治疗就可能无效。这就是岐伯说的“精神不进，志意不治，故病不可愈”。

现在大家都学过十二经脉了，比如，你胃疼了，我说扎足三里；你牙疼了，我说扎足三里，这就是术。你说你抑郁了，我说扎足三里，因为抑郁从某种程度来说就是一种胃病，所以扎足三里肯定管用，抑郁灸足三里肯定也管用。那么到底灸足三里和灸中脘，哪个更管用呢？当然中脘更管用。因为中脘是在任脉上，任脉是一个先天系统，它一定比后天系统更管用，而且是轻易不用先天，用了先天就起大作用，所以灸中脘、关元比灸足三里效果要好，这就叫明道。术，可以教你很多，但“道”就一个，需要你悟道。《内经》传道，黄帝和雷公要歃血为盟。现在的人呢，总想一滴血不流，就得到“道”，总想从励志小段子里就能得道，这怎么可能呢？！

岐伯说要想得医学之道，就要进精神、动意志，治病才有疗效。神，是心神；意，是脾神；志，是肾神，五脏神明不动，病不可愈。你如果不动肾神，不动脾神，也就是不动肾脾，病就不可愈。五脏神明一动，就是“感而遂通”。这种说法，可是中医的独到之处啊！

“今精坏神去，荣卫不可复收。何者？嗜欲无穷，而忧患不止，精气驰坏，荣泣卫除，故神去之而病不愈也”。岐伯接着说：如果病人的精已败、神已离开，营血、卫气就不能恢复了。为什么病情会发展到这样的地步呢？是因为人不能去贪欲，并且忧患不止，如此，人就营血干涩、卫气败坏（这就是阴阳俱虚），神气不能发挥作用，当然病就好不了了。

在这段里，岐伯指出了现在病人治不好的原因，在于：嗜欲无穷，而忧患不止。西方医学不会从这个角度去看病因，西医研究的要么是基因，要么是遗传，而忽略了人的欲望对生命的损害。反过来说，如果人能够收敛欲望、减少忧患，哪怕受基因和遗传因素影响，也有可能不发病。

其实这一段特别具有现实意义。看看我们一生走过来的路，前30年可谓欲望无穷；后30年可谓忧患不止。前30年的欲望在于物欲，疏淡了精神的涵养，既耗精又耗神；后30年想要保财产，又要保命，于是忧患不止，继续耗精耗神，如此，不仅精与气耗散殆尽，随着衰老，气血也干枯艰涩了。这时候精、气、神都在低水平境地了，想要治病，实为难矣！

在中国，医术，对应“道”，而“道”，对应“神”，“神不使”，道不明；道不明，医术无效。其实，把这一段读好，就少生病。先把神收回来，先把魂收回来。怎么收神魂啊？先关闭手机三天，踏踏实实待三天，就是“闭户塞牖”，先把自己的气给养足了。老子说“不窥牖知天下”，现在人是窥手机而知天下，不明真相则乱心神，心神一乱，怪病丛生。

咱们看下一段。

帝曰：夫病之始生也，极微极精，必先入结于皮肤。今良工皆称曰：病成名曰逆，则针石不能治，良药不能及也。今良工皆得其法，守其数，亲戚兄弟远近，音声日闻于耳，五色日见于目，而病不愈者，亦何

谓不早乎？

“帝曰：夫病之始生也，极微极精，必先入结于皮肤”：黄帝说，病刚开始产生的时候特别的细微，一般人是察觉不到的，虽然病因极微极精，但一定是刚开始的时候先生于皮毛。

先生于皮毛，就是表证，这时人通常不在乎，现在人更是通过广告买点药吃下就完了。等从表证发展到里证时，就错综复杂了。

“今良工皆称曰：病成名曰逆，则针石不能治，良药不能及也”：如今医生都说，病已成形就叫作“逆”，就是里证，逆，一般就不好治了，这时，针石可能不能治，吃药也达不到病所了。

“今良工皆得其法，守其数，亲戚兄弟远近，音声日闻于耳，五色日见于目，而病不愈者，亦何谓不早乎？”如果说医生都懂得法度，操守术数，与病人像亲戚、兄弟一样亲近，声音的变化每日都能听到，五色的变化每日都能看到，然而病却医不好，这是不是治疗得不够及时呢？

这确实是个问题。岐伯下面的回答一语道破问题所在。

岐伯曰：病为本，工为标，标本不得，邪气不服，此之谓也。

“病为本，工为标”，是说病人是这个问题的根本所在。第一，病人不会因为小病求医。我们对自己都缺乏细微的感知力，通常人闹肚子了，会疑惑自己是不是吃了不干净的食物，而不会把自己秋天闹肚子这事跟夏天的过分贪寒凉相关联。第二，不愿意花钱求医，总以为扛一阵就会过去。第三，不能改变自己错误的生活方式，总仗着自己年轻，认为可以胡作非为。

在医患关系中，病人为本，医生为标，如果医工不得病人之情，不知其嗜欲，这病就看不究竟；如果病者不了解医工之所能，二者不能相互感应和沟通，就叫“标本不得”，标本不得的后果，就是“邪气不服”，这病就没有办法治愈。

可是黄帝在前面提到的另一个问题咱们还没有讲，就是说哪怕是个明医理、医术高的好医生，与病人像亲戚、兄弟一样亲近，声音的变化每日都能听到，五色的变化每日都能看到，也不能及时发现问题，使病不能得到及时治疗，这又是为什么呢？

人啊，太亲近了，反而很多事看不清，或者被忽略。就像好朋友之间，平时都看大面儿，喜欢他的爽直大气，对他的小毛病就视而不见了，再说，医生的那根弦儿也不能总绷着，好不容易和家人朋友吃喝玩乐了，总不能把他们当病人看吧。家人朋友见面，对方不问病，医生也不能上赶着说病，一般是有问才有答，没问就没有答，人人都讳疾忌医，谁都怕别人说自己有病啊。

还有一点，如果医工不得病人之情，不知其嗜欲，这病就看不究竟。那医生就一定能看清亲戚朋友的欲望所在吗？不一定，连天天睡在一起的老婆都不见得能明白丈夫的欲望所在呢！按说男人活得也真是难，兄弟之间，男性朋友之间，绝不会在一起讨论我哪儿不舒服了，内心的委屈也绝不会说出口，他们可以一起喝闷酒，但不会一起婆婆妈妈，回家也不愿意跟老婆说自己病了，怕老婆担心，如此，男人往往是突然就病了。所以男人活得不比女人轻松，女人至少可以和闺密说点心里话，但也要会听出这所谓心里话里面的虚荣和假话。所以啊，医生能看出病人嗜欲所在这件事也至关重要，否则，病去不了根儿。

病人进诊室的刹那，最值得一看的，是他的心性。那种笑哈哈的，你要探寻他长夜大哭的痕迹；那种精致得无可挑剔的，你要捕捉他背着人咬牙切齿的痕迹；那种冷然漠然的，你要找出他曾有的热情……没有这些，他不会出现在你眼前。所有的病人，都有着沉重的过去。那些过去，都是哀伤的诗，或痛苦的小说，等着你慢慢阅读……看人性才是看真病。

再说医生给家人朋友看病这事，就算看清了其欲望所在，也会碍于面子说不出狠话，而且内心焦虑、复杂，也影响判断和用药，所以通常医生会把亲人推荐给朋友看。

医生自己呢，更有“医不自治”之说。医生一般都看不了自己的病，就像好的按摩师没办法给自己按摩一样。一方面，医生往往容易过于自信而忽略自己的身体状况，而另一方面，一旦真有病了，谁都会心智迷乱，难以理智判断病情。

所以，再好的朋友，想看病也别图顺手、顺路，更别跑到医生家里去看病。家是安静、干净的地方，把病气带到人家里，人家心里难免不快，那样既不看重自己，也不尊重别人。看病，就规规矩矩进诊室。这时候，两人的关系就明确了，一个是医生，一个是病人，二者各尽其责。人只有当进入自己的角色、坐在自己该坐的位置时，才能担起相应的责任。所以，任何事情，按规矩做都舒坦，还不必搭人情。钱还得起，人情可还不起啊。

“标本不得，邪气不服”：病人和医生没有呼应，交流不畅，邪气就走不掉，病就谈不上治愈。

现在西医院是程序化化验检查，以指标为准。可是大人和小孩不一样，男人和女人不一样，老人和年轻人不一样，因此指标各有不同。每当我看到化验单时，第一个问题就是：你是因为什么问题去的医院，做的这些化验呢？

因为化验单只是结果，而真正的原因在病人，这就是“病为本”。他到底是因为头晕，还是因为呕吐，还是因为疼痛去的医院？再究其头晕呕吐的原因，才是步步深入。当他身体难受时，指标肯定不正常。

指标这事啊，真不能所有人都要求一样。但什么又叫作正常呢？

某知名西医曾经说过这样一件事：有个老太太90多岁了，身体很好，有一天说有点不舒服，家人就带她去医院体检，体检发现老太太心跳才30多下。医生说这哪成，应该马上住院。家人疑惑，说老太太一向心跳很慢，现在每天还能下楼遛弯，且生活可以自理。可医生坚持要老太太住院。住院安了起搏器后，老太太昏迷了，进ICU抢救无效，老人撒手人寰。

现在还有一个少儿高血压的问题，听新闻说，目前这个问题特别严重。儿童早期高血压往往无明显的自觉症状，当血压明显升高时，会出现头痛、头晕、眼花、恶心呕吐等症状。婴幼儿因不会说话，常表现为烦躁不安、哭闹、过于兴奋、易怒、夜间尖声哭叫等。有的患儿体重不增，发育停滞。如孩子血压过高，还会发生头痛头晕加剧、心慌气急、视力模糊、惊厥、失语、偏瘫等高血压危象。除有上述表现外，有的还伴有原发病的症状，如急性肾小球肾炎的患儿，在血压升高的同时，还伴有发烧、浮肿、血尿、少尿、蛋白尿等。

可年轻夫妇的家里一般不会有血压计，遇到孩子这样时，也不会想到是血压的问题。我说过，血压升高一般是救急，孩子出现上述症状时，血压会一过性升高，此时真正要探究的是他为什么出现这些症状，而不是急于降血压。比如有个孩子，平时就有蛋白尿和哮喘，吃中药后，这些毛病都没有了，然后就发了一次烧，吃干姜葱白汤、灸大椎等无效，家长便哭着求救，因为当时情况特殊，只能网诊，反复掂量后，先下了一服麻黄附子细辛汤，孩子服后出汗少许，烧也退了几小时，又复起，这时我猛然想起这孩子原先有膀胱腑证，遇病则走熟路，兼孩子有“渴欲饮水，水入则吐”之症，于是又开一服五苓散，如此，水津四布，上滋心肺，外达皮毛，涔涔汗出，解表里之寒热，一剂而愈。

所以，虽然我多次讲过小儿发热处理，但对曾经有过大病的小儿，处理起来还是要反复掂量、揣摩，不可贸然下药。虽说可以自救，但有时真自救不了，还是要找医生才是。

还有，有些老干部月月体检，最后还是有人检出胃癌晚期。有一位老人想不通，说他一个季度一体检，一直没病，怎么这次就胃癌了，而且还是晚期？其实这就是本章所说的“病之始生也，极微极精”，非肉眼所能识，也非仪器所能识，兼气运和合，病立显，让人措手不及，病已成，皆曰逆，则“针石不能治，良药不能及”，纵使良医，也无法与命数、鬼神争人。遇到这样的病人时最好和病人说清楚，不见得一定能给他治好。这时你倒可以跟病人商量一个问题，就是：是求舒服还是求治好？比如有个人胰腺癌晚期，西医已经放弃治疗，而胰腺癌末期病人很疼很难受。病人要是想求舒服，也许就不用承受太多痛苦，睡着就走了。而要想求治好，就得翻天覆地，且得折腾呢，最终也不见得能治愈。

有人说：就是遇到华佗也治不好吗？

《华佗传》里有两个小故事，我们可以看一下。

军吏梅平得病，除名还家，家居广陵，未至二百里，止亲人舍。有顷。佗偶至主人许，主人令佗视平，佗谓平曰：“君早见我，可不至此。今疾已结，促去可得与家相见，五日卒。”应时归，如佗所刻。

军队中的小吏梅平得了病，被去名籍后回家，家居住在广陵（郡名），走了没有二百里，借宿在亲戚家中。一会儿，华佗偶然到了主人处所，主人请华佗给梅平看病，华佗对梅平说："您要是早遇到我，就到不了这种地步。如今疾病已经形成，赶快回去和家人相见，五日后命终。"他按时回去，正如华佗所说的（五天后去世）。

这是华佗不与命数争。

又有一士大夫不快，佗云："君病深，当破腹取。然君寿亦不过十年，病不能杀君，忍病十岁，寿俱当尽，不足故自刳裂。"士大夫不耐痛痒，必欲除之。佗遂下手，所患寻差，十年竟死。

又有一士大夫不舒服，华佗说："您病得严重，应当开腹取疾。然而您的寿命也不过十年，病不能使您死，忍病十年，寿命也就走到尽头，不必特地开一次刀。"士大夫不能忍受疼痛，一定要去除它。华佗随即下手，士大夫的病不久痊愈，可十年后他还是死了。

所以，再了不起的医生也只能治病，而不能续命；治得了病，但管不了因果。

六

如何消肿胀

咱们接着讲原文。

帝曰：其有不从毫毛而生，五藏阳以竭也，津液充郭，其魄独居，孤精于内，气耗于外，形不可与衣相保，此四极急而动中，是气拒于内，而形施于外，治之奈何？

这段翻译过来就是，黄帝问：有的病不是从外表毫毛而生的，是由于内部五脏阳气衰竭，以致水气充满于皮肤而肿胀，而阴气独盛，阴精独居于内，则阳气更耗于外，形体浮肿，不能穿原来的衣服，四肢肿急而影响到内脏，这就是阴气格拒于内，形体肿胀表现于外。对这种病，怎么治疗呢？

“其有不从毫毛而生，五藏阳以竭也”。一般而言，都是外邪先侵害皮肤，所以很多病从毫毛生，但这只是表象，如果里不虚，保护体表的阳气——卫气足，外邪是无法侵袭人体的。黄帝在这里提出新问题，就是说有不从毫毛而生，而是从里边由于五脏阳气衰竭生出来的病。“五藏阳以竭”的“以”，在这里通“已”。这句再次指出：里面生出的病，最重要的原因，就是阳气已经衰竭。前面几篇文章反复说阳虚是主要致病原因，可大家现在去看中医，有的医生说你是阴虚，如此便出现治疗的方向性错误，这一方面是这些人没有好好学习《内经》，另外一方面就是，说你阴虚，走补法就是了，于病人、于医生自己，都安全。其实，从《伤寒论》开始，就试图纠正这种错误的治疗方法，张仲景努力用温热的方法来治疗阳虚，但这种方法也许会发出一些症状，而后来的医生又对此束手无策，于是就又退回到自保的硬壳里，所以，千百年来，中医学的发展也是走三步退两步，甚至退五步。

现在大家都有我讲的《伤寒论》了，凡是跟我面对面学习的学员拿到这本书后都彻夜地读，大呼过瘾。为什么呢？因为我原先都讲过，现在有书了，如此系统一学，把我原先讲的就都串起来了，就会有恍然大悟之感。没听过课的呢，就有点难了，不知道方子该怎么用。其实，你就记住一点，《伤寒论》相当于张仲景的临床课，是针对那个病人的当下讲的，先前哪里治错了，现在要怎么纠正，以后遇到这种情形要怎么办，等等，所以你也要琢磨这个当下，不是琢磨这个“症”，而是要琢磨你在哪个“证”里，否则我光把理论教给你，你也不会用。

那么，这种由阳虚衰竭导致的里证，表现是什么呢？

“津液充郭，其魄独居，孤精于内，气耗于外，形不可与衣相保，此四极急而动中，是气拒于内，而形施于外”。“郭”通“廓”，指身形、轮廓。津液充郭，就是津液充满皮肤，人形肿胀。“其魄独居”的“魄”，指阴精，阴精独占身形，迫使阳气外行，阳气欲化湿气而不得，而又更加损耗。如此，人更加浮肿，连过去的衣服都穿不上了。“四极急”之“四极”，指四肢。由此四肢肿胀，同时造成中气喘促。为什么会出现喘促呢，因为心悲气并则心系急，心肺并居于上，心系急则肺举，肺举，无法产生肃降之力，津液上溢，人则呼吸急迫、喘。这就是阴气格拒于内，而形体肿胀表现于外的疾病。

对这种病，怎么治疗呢？

岐伯曰：平治于权衡，去宛陈莝（cuò），微动四极，温衣，缪（miù）

刺其处，以复其形。

“平治于权衡”，权衡是脉法里的术语，权是沉，衡是平，所以“平治于权衡”，指根据脉之轻重沉浮，“去宛陈莝”，宛，指淤积；莝，指杂草。这句就是根据脉象去掉身体瘀滞。

“微动四极”，就是用导引法活动四肢。其实导引跟按摩完全不一样。现在的按摩就是一个力气活，有的甚至会把肌肉腠理之间的筋膜按伤，所以按摩也是要小心的。而导引恰恰是最轻巧的，因为必须顺着病人的筋道、气道，不能强扭。所以，《内经》说“微动四极”，妙不可言。

“温衣”，就是要注意保暖。不知道保暖，就伤阳。

“缪刺其处”，缪刺法，是中医里专门的一个针刺法，就是右病刺左，左病刺右，取病的对侧，而不是治病处。从神经学上来讲，取对侧是对的。由此，“以复其形”，即消肿以恢复形体。

接着怎么做呢？

开鬼门，洁净府，精以时服，五阳已布，疏涤五藏，故精自生，形自盛，骨肉相保，巨气乃平。帝曰：善。

“开鬼门”。鬼门，即汗孔，又名玄府、气门。开鬼门就是发汗，使病邪有去处。中医里，鬼门是皮肤玄府，魄门指肛门，肺主皮毛，肺与大肠相表里，所以鬼门和魄门都是肺的问题。邪气要从体内排出，这两个地方都是排病邪的要点，邪，要不从皮肤走，要不从肛门走、从屎和尿走。所以在给病人祛湿时，有件事要事先告诉病人：方子里虽然没有泻药，但阳气足了以后，有可能会拉稀，但这时的拉稀不会让病人虚弱，只会让病人感到轻松。而另一种可能是身体肿胀，这是湿邪要从皮肤玄府走的象，但因为正气不足，一时半会儿走不掉，所以会肿。这时要么忍着继续喝药，要么用桂枝汤或当归四逆汤把腠理皮毛掀开动一下，总而言之要让它走。再者，从名称上看，鬼门、魄门都属于阴窍，也就是说，这时的邪气只会从阴窍出，不会从阳窍走。

“洁净府”。腠理谓之鬼门，膀胱谓之净府。开鬼门，是发汗；洁净府，是渗利小便。府，就是空，空处干净，人体就轻松、健康。

“精以时服”，指让五脏之精渐次补上来。补精是要有时间的，精血长得慢，骤补只会增加身体负担。只要全身的运化开始了，精自然就开始吸收，如果全身经脉瘀阻，精也谈不上吸收。

“五阳已布，疏涤五藏”。其实没有那么多的阳，就是一阳也，我们身体就这一口气。“五阳已布，疏涤五藏”这个五阳针对的是心阳、脾阳、肾阳、肺阳、肝阳，指的是五脏的阳，五脏阳气输布，以疏通五脏的郁积。

“故精自生，形自盛，骨肉相保，巨气乃平”。“故精自生”这句，是告诉我们精不需要补，经脉通畅了，精自然而然就生出来了。“形自盛”也同样，经脉通畅了，身形就慢慢自己壮大了。这一点，尤其在治疗小孩时表现明显，只给小孩吃通经脉的药就可以了，不必有什么补药之类，小孩经脉通了，病就去了，身体同时就长高大了。

“骨肉相保”。骨和肉相保，就是骨骼与肌肉同时壮大，并紧密相连，不会肉脱，也不会骨痿。

“巨气乃平”。巨气，指正气。由此，精气自会生成，形体也强盛，正气也就恢复正常了。

“帝曰：善”。古人对话总得有问有答。这句相当于鼓掌，以示鼓励。

这一篇的原文至此就讲完了。但这一篇的最后留下个问题，就是如何解决肿胀的问题。他说了几个方法：1.平治于权衡，去宛陈莝。就是根据脉象，用药去掉里面的湿滞。具体用什么药，没说。2.微动四极，温衣。就是练习导引和注意保暖。这个温衣，也意味着可以艾灸。3.缪刺其处。就是可以用针刺法。4.开鬼门，洁净府。就是用发汗法和利小便法。

但为了把肿胀的问题彻底说清楚，我们还得补充讲解下《灵枢·水胀》篇。

关于肿胀，可以看《灵枢·水胀》和《灵枢·五癃津液别》，后者在《灵兰秘典论》里讲了，这次专门讲讲《灵枢·水胀》。

七

《灵枢·水胀》

黄帝问于岐伯曰：水与肤胀、鼓胀、肠覃、石瘕、石水，何以别之？岐伯曰：水始起也，目窠上微肿，如新卧起之状，其颈脉动，时咳，阴股间寒，足胫肿，腹乃大，其水已成矣。以手按其腹，随手而起，如裹水之状，此其候也。

“黄帝问于岐伯曰：水与肤胀、鼓胀、肠覃、石瘕、石水，何以别之？”黄帝问：水胀之病与肤胀、鼓胀、肠覃、石瘕、石水这些疾病，怎么区别呢？

“岐伯曰：水始起也，目窠上微肿，如新卧起之状”。岐伯回答：水肿初起之时，目窠上微肿。他怕你不懂这个目窠上，就说好像刚起床的样子。写得多形象，就好像你刚睡醒的时候上眼皮有点肿。这个也说明，现在好多人早晨起来，都有点眼皮微肿，这是水病初起之象。

“其颈脉动”。同时颈动脉有搏动。颈动脉应该有搏动，但应该隐而不显，显出来了，就是有病，堵了，此时人体会自救，就加把劲搏动。这个大家还是要多注意，因为颈动脉上通于脑，此处堵了，就影响脑力。平时最好用砭石板刮一刮。很多家长为了让孩子聪明，满大街找“聪明丸”，与其这样不如经常给孩子揉揉肩膀，把颈动脉这里到肩井穴好好刮刮痧。刮完了孩子的脑袋就轻灵了。有人说孩子喊疼，不通则痛啊，更得刮一刮了。

“时咳”。动不动就咳嗽。咳嗽也是水湿上犯，想要祛痰外出的象。

“阴股间寒，足胫肿，腹乃大，其水已成矣”。同时，大腿根部有寒湿。

男子是阴囊湿，女子是白带多。再往下发展，就是脚踝肿，肚子也大，这就是水病已成形了。

水病已成则为逆，就不好治了，不是治不了，是难治了。

“以手按其腹，随手而起，如裹水之状，此其候也”。再用手按他的肚子，随手而起伏，好像裹着一包水的样子，这就是水湿之病。

黄帝曰：肤胀何以候之？岐伯曰：肤胀者，寒气客于皮肤之间，鼟鼟然不坚，腹大，身尽肿，皮厚，按其腹，窅（yǎo）而不起，腹色不变，此其候也。

黄帝问：皮肤肿胀到底是怎么样？岐伯曰：肤胀，是寒气留存于皮肤之间，不太坚实的样子，肚腹大，身尽肿，皮厚，按其腹，窅而不起。“窅”本指眼睛深陷的样子，在这里指按下去就陷下去了，不反弹，就是所谓的一按一个坑。但肤色没有什么变化。

鼓胀何如？岐伯曰：腹胀身皆大，大与肤胀等也，色苍黄，腹筋起，此其候也。

鼓胀什么样呢？岐伯说：腹胀，是全身肿，跟肤胀差不多，但肤色有变化了，发暗发黄，肚腹上有青筋，就是这个样子。

肠覃何如？岐伯曰：寒气客于肠外，与卫气相搏，气不得荣，因有所系，癖而内着，恶气乃起，瘜肉乃生。

肠覃，又是什么表现呢？

覃有两个读音，表示“深”时读tán，用作姓时读 qín 。故此处读tán。肠覃，现在一般指妇女下腹部有块状物，而月经又能按时来潮的病证。我们看下这一篇怎么解释这种病。

岐伯说：寒气存留于肠子外面，跟卫气相搏。卫气就是阳气。阳气得不到营血的滋养，就会凝聚滞留，癖而内着。癖指嗜好，引申为积聚。积聚并且内附，形成恶气，渐渐形成息肉。你看，中医很早就说清楚了息肉与囊肿这些问题的病根，这句话就是在解释肠息肉和子宫囊肿形成的原因。寒气与阳气相争，就会逐渐恶化形成息肉和囊肿。这些其实就是水证。解决不了寒气的问题，手术后还会长息肉和囊肿，而用中医治疗，不过是祛湿而已。唯有祛湿，才有可能治愈。

其始生也，大如鸡卵，稍以益大，至其成，如怀子之状，久者离岁，按之则坚，推之则移，月事以时下，此其候也。

息肉囊肿刚生出来的时候“大如鸡卵”，然后慢慢就长大了，“至其成”，等到病已成形，就“如怀子之状”，就好像是怀了孕一样，肚子大大的。“久者离岁，按之则坚”，经过几年岁月后，肚子就越来越硬，“推之则移”，就是你往这边推，它就往这边偏，往那边推，它就往那边偏。“月事以时下”，是说尽管这样，月经还能够按时往下走，这就是肠覃的具体表现。那月经不能以时下，也就是闭经了，叫什么呢？下面讲了，叫石瘕。

石瘕（jiǎ）何如？岐伯曰：石瘕生于胞中，寒气客于子门，子门闭塞，气不得通，恶血当泻不泻，衃以留止，日以益大，状如怀子，月事不以时下，皆生于女子，可导而下。

“石瘕何如？”石瘕（妇女肚子里结块的病），又是什么表现呢？

“石瘕生于胞中”。既然生于胞中，胞中就是子宫，这就是妇科肌瘤了。可见子宫肌瘤自古代就有，只不过叫石瘕。把脉时遇到这种病，我只会说下焦有瘀血，怕说肌瘤吓到病人。

“寒气客于子门”。为什么会长肌瘤呢？这是因为寒气占据了子宫。胞中和子门都指子宫，“子门闭塞，气不得通，恶血当泻不泻，衃以留止”，

"衄"一般是指流鼻血，底下淋漓也称"衄"。寒气导致子宫闭塞，气不流通，恶血当泻而不得泻，女子只要子宫有肌瘤，月经就会淋漓。"日以益大，状如怀子，月事不以时下"，当子宫肌瘤一天天变大，小腹就像怀孕，这时月经就不按时来了。"皆生于女子，可导而下"，这个病是女子专属，治疗可以用导下法。

前些天看了一个病人，很让人心疼。一个女人55岁了，还有月经。我说："你在吃雌激素吗？"很多女性因为怕老，会服用雌激素来维持月经，但不知道这样做有可能发生癌变。她说："对。"我说："为什么呢？这样对你身体不好啊。"病人说她的儿子出事故去世了，她想靠吃雌激素保持自己的月经正常，准备再怀孕生一个，而且已经做了7次试管婴儿，可惜卵泡都是空的……看到她，真为人类的倔强感到痛心。

看来子宫肌瘤是很古老的病了。古代认为这个病是可以治的，引导其下行就可以了。今人一般用桂枝茯苓丸，或灸法。

而《华佗传》里，有个堕胎的故事很令人惊奇。

李将军妻病甚，呼佗视脉。曰："伤娠而胎不去。"将军言："闻实伤娠，胎已去矣。"佗曰："案脉，胎未去也。"将军以为不然。佗舍去，妇稍小差。百余日复动，更呼佗。佗曰："此脉故事有胎。前当生两儿，一儿先出，血出甚多，后儿不及生。母不自觉，旁人亦不寤，不复迎，遂不得生。胎死，血脉不复归，必燥著母脊，故使多脊痛。今当与汤，并针一处，此死胎必出。"汤针既加，妇痛急如欲生者。佗曰："此死胎久枯，不能自出，宜使人探之。"果得一死男，手足完具，色黑，长可尺所。

李将军的妻子病得很严重，召唤华佗切脉。华佗说："曾经有过流产而胎儿还在腹中。"将军说："确实发生过这样的事，但当时胎儿已经去除了。”华佗说：“按照现在的脉象，胎儿没有去除啊。”将军不信华佗。华佗便告辞离去。妇人稍微好些，百余日后又发病，再召唤华佗，华佗说：“此脉相还是显示腹中有胎。先前应该生两个婴儿，一个婴儿先出生，血出得太多，后面的婴儿没有及时产下。母亲自己没感觉到，旁边的人也没有发现还有一个胎儿没产下。因此不再接生，于是胎死腹中，血脉得不到恢复，死胎干燥附着在他母亲的脊背，因此造成脊背经常疼痛。如今当施以汤药，并针刺一处，这个死胎必定产下。”汤药、针刺用过后，妇人疼痛得像要生产一样。华佗说：“这个死胎日久干枯，不能自己出来，适宜派人去掏取它。”果然得到一个死去的男婴，手足完备，颜色发黑，长度约有一尺。

华佗的脉法、针法、用药法，都值得一观。如果能遇到华佗这样的医生，死婴尚且能出，更何况子宫肌瘤呢。

八

《灵枢·胀论》

讲完《灵枢·水胀》篇，咱们再讲一篇《灵枢·胀论》，从这几篇看，古代这方面的病症还是很多的。现在也有很多肿胀的人，很多人以为自己胖，其实有可能只是肿，是湿重，而不是胖。有些人虚胖，总想祛湿，而不知壮阳气，就解决不了根本问题。我说过，中医的减肥就是祛湿，祛湿最重要的一个要点就是兴阳，人之所以湿重，就是阳虚，不阳虚，人不会湿重。壮阳气又靠吃饭、睡觉和锻炼，所以好像就跟减肥唱了反调，如此，便没个了结。

而且，现在四肢肿胀的人特别多。有的人一到晚上腿和脚就肿了，有的人早上起来手就胀了，这就叫“肿四肢”。原因在于邪气郁结于阳经，凡是肿胀必是阳虚和水湿泛滥。

肿就是阳虚，一按一个坑，肌肉气血都成沼泽泥坑了，这时如果补是补不进去的。

▶ 要解决湿重的问题，最关键要解决阳气的问题，阳气足了，你才能够把这湿祛除掉。

所以，要解决湿重的问题，最关键要解决阳气的问题，阳气足了，你才能够把这湿祛除掉。这些，前面的精讲中应该讲得很全面了，比如苓桂术甘汤，茯苓祛上焦湿，白术祛中焦湿。甘草和桂枝在这里起什么作用呢？桂枝是调和营卫，通腠理的，腠理不通，湿气无出处。而甘草作为强心剂，尤其要解决心脏的问题，心主血脉，只有心脏有劲，湿邪才能得以运化和走掉。所以，一定要先通医理，药理才能明白。

中午和几个年轻人吃饭，他们都说在学扎针。我说即便是学扎针，也得先通医道，针道、医道是相通的，否则永远是个匠人。大家每天晚上坚持在平台上学习，至少可以得到悟道的快乐。这种悟道的快乐，要比得到一些小利的快乐，对身体有益得多。因为悟道的快乐，是直通中脉的根本快乐，所以可以大补益身体，那种感觉，谁得到了谁知道。

好，咱们再接着讲《灵枢·胀论》。大家也品出来了，我哪里只是讲《素问》，为了讲好《素问》，为了以经解经，《灵枢》咱们也讲了很多篇啊。

黄帝曰：脉之应于寸口，如何而胀？岐伯曰：其脉大坚以涩者，胀也。

黄帝先问：肿胀，在脉象上是什么表现？岐伯回答：脉象有三个特点：大、坚、涩。

浮大中空是血虚，大而坚硬是寒积。至于涩脉，《濒湖脉学》说："涩缘血少或伤精，反胃亡阳汗雨淋。寒湿入营为血痹，女人非孕即无经"。

黄帝曰：何以知藏府之胀也？岐伯曰：阴为藏，阳为府。

黄帝问：怎么知晓脏胀还是腑胀呢？岐伯回答：五脏为阴、为脏；六腑为阳、为腑。

就是先要辨别阴和阳。

黄帝曰：夫气之令人胀也，在于血脉之中耶？藏府之内乎？岐伯曰：三者皆存焉，然非胀之舍也。

黄帝问：气的运行不畅使人生胀病，病是在血脉之中呢，还是在脏腑之内呢？岐伯回答说：血脉、脏、腑三者之中都可出现胀病，但三者都不是胀病的发病之所。

黄帝曰：愿闻胀之舍。岐伯曰：夫胀者，皆在于藏府之外，排藏府而

郭胸胁，胀皮肤，故命曰胀。

黄帝说：我想要了解胀病的发病之所。岐伯说：胀病都发生在脏腑之外，向内排挤脏腑，向外扩充胸胁，使表皮发胀，所以命名叫胀。

黄帝曰：藏府之在胸胁腹里之内也，若匣匮之藏禁器也，各有次舍，异名而同处，一域之中，其气各异，未解其意，愿闻其故。

黄帝说：脏腑在胸胁和腹腔之内，就像禁秘之器藏在匣柜中，各有各的位置，有的脏腑名称不同而同在一个部位。那么，在同一部位之中，它们的功能却各不相同，我没有理解，想了解其中的道理。

岐伯曰：夫胸腹者，藏府之郭也。膻中者，心主之宫城也。胃者，太仓也。咽喉、小肠者，传送也。胃之五窍者，闾里门户也。廉泉、玉英者，津液之道也。故五藏六府者，各有畔界，其病各有形状。营气循脉，卫气逆为脉胀；卫气并脉循分为肤胀。三里而泻，近者一下，远者三下，无问虚实，工在疾泻。

岐伯回答说：（人体好比是一座城堡，）胸腔、腹腔是脏腑外围城郭；膻中，是起主宰作用的心的宫城；胃，是贮存食物的仓库；咽喉、小肠是输入输出的通道；人体的五窍，好比大街上的门户；廉泉穴、玉英穴是津液的出道。所以，五脏六腑各有各的边界，它们发病也各有不同的形态。营气顺脉而行引发的胀病是脉胀；卫气与经脉并行于分肉之间引发的胀病是肤胀。针治时，取三里穴，用泻法，患病时日少的可以针泻一次，得病时间长的可针泻三次。不论胀病是虚证还是实证，取得效果的关键在于迅速采用泻法。

黄帝曰：愿闻胀形。

黄帝说：我想知道胀病的各种表现。

岐伯曰：夫心胀者，烦心短气，卧不安。

心胀，会出现烦心短气或喘不上气的症状，这可能是心室肥大或者是心脏经脉不通导致的问题，“卧不安”，就是睡眠不好，容易醒，醒后又睡不着。

肺胀者，虚满而喘咳。

肺胀最明显的是“虚满而喘咳”，有的人坐着可以，躺下就特别难受、喘咳。凡是不能平躺的，都是肺出了很大的问题，就是胀病向内在挤压脏腑，肺液拥堵，不能呼吸，人就喘。

肝胀者，胁下满而痛引小腹。

胁下就是肝胆的区域，只要这区域出现撑胀感，同时痛引小腹。小腹就是肚脐以下，肝胆经都入小腹。

脾胀者，善哕。四肢烦悗，体重不能胜衣，卧不安。

脾胀就是好打嗝，好恶心，“哕”就是打嗝或犯恶心的样子，这是脾病的一个特点。“四肢烦悗，体重不能胜衣”，就是四肢又沉重，又酸痛，甚至浮肿不能穿上衣服。这是因为脾主四肢，四肢肿胀，四肢沉重，全部都是脾的问题。肌无力，也都是脾的问题。“卧不安”，心胀卧不安，脾胀卧不安，所以，心脾病都会出现睡眠障碍。现在临床上还有“腿不安症”，不仅睡不着觉，四肢还躁动，感觉没地方放。这，还是脾病。

肾胀者，腹满引背央央然，腰髀痛。

肾胀，肚子是胀满的，牵扯后背痛，腰和大腿胯骨轴疼痛，因为肾主骨。

上面指的是五脏胀，下面写的是六腑胀。

六腑胀：胃胀者，腹满，胃脘痛，鼻闻焦臭，妨于食，大便难。

现在人得这个胃胀病的太多了。胃胀，腹满，胃脘痛，胃脘指的是中脘，胃脘痛就是指中脘不舒服，有的人吃完饭以后这里全是鼓鼓囊囊的，不消化。同时鼻子也出了问题，“鼻闻焦臭”，“臭”是指味道，“焦”是焦苦，有人将其翻译成：鼻子总闻到焦味。而我却认为这里漏了一个字，应该是“鼻无闻焦臭”，也就是失去了嗅觉，因为五味出于胃，胃胀应该五味不出，而不是总闻到焦味。胃胀会出现口臭，这也是胃胀的一个特点。大多数人是胃寒症，胃寒症的人口气特别重，刚开始轻的时候叫口气，等到口臭的时候，说明胃寒已经到很厉害的地步了。到了这个地步，西医检测就是有幽门螺旋杆菌。胃有炎症了，西医就开始消炎，可理中汤四味药，红参、白术、干姜、甘草，没有一味是可以消炎的，但治这个病就有良效。现在很多人用金银花、连翘、鱼腥草，这就是西医消炎的思路，如此，便是寒上加寒，病情就容易反复不愈。大家一定要记住，沾了消炎的思路，人就会永远在征途，因为细菌比人类更长久，而且越小的东西越容易变异，比如细菌，变异极快，因为它小。如果咱们人类要变异，是很难的。而细菌是杀不完的，越杀它变异越快，你永远要发明新药，去追它的变异，筋疲力尽后发现，不如一开始就和它和平共处。而中医始终没有消炎的说法，这个地方之所以产生炎症，是因为环境的问题，只需要治理环境，把产生炎症的环境给消除了，问题就解决了，好比水草茂盛了，形成了五行生克生物圈，不用人动手，让它自有天敌，才是上上法。

开了方子后，经常会有人问：这方子治啥？治甲亢吗？治肺结节吗？治痛经吗？……我若说都治呢，他又不信。于是，我说我在治产生这些疾病的环境。我们何德何能，能琢磨清楚张仲景圣人的这方子？就乖乖吃药吧，气机启动了，经脉畅通了，病就去了。我喜欢一个病人所写：自从喝了老师配的药后，最近心情大好，看什么都是天高云淡，有历尽千帆、不染纤尘之感。

还有比这更美好的吗！

“妨于食”，就是吃不下饭。胃气不降，人当然吃不下饭。再说“大便难”。吃不下饭是阳明胃的问题，大便难是阳明大肠的问题，总之，是个阳明病。

阳明，就是阳气最足的地方。胃阳气不足，则不足以服食食物，胃里一团寒气，口气臭，又吃不下，就是先前吃的东西还没有化。所以，懂中医，还得懂一个“化”字，没有化境是不行的。食物化成精有多难啊？先得把大米放水搁在炉子上蒸，经历了一番水和火，蒸出来的是饭，再放到胃里面，再经历一番阳明的水和火，如此才能化成精。阳明胃如果无火，食物沤着就是腐气，飘上来就是口臭。阳明本属燥气，大肠火气旺，则“津”得过度，胃气弱，就是大便难，或“初头硬，后溏”。

这些呢，得反复讲，大家也得坚持反复听，若一下子就懂了，《黄帝内经》也不至于传了千百年了也没出多少人才，所以大家还得精进。

这两个病怎么治？去看我的《伤寒论》解读。

大肠胀者，肠鸣而痛濯濯（zhuó zhuó），冬日重感于寒，则飧泄不化。

大肠胀的症状是肠鸣且疼痛，濯濯，是肠鸣水声。等到冬天重感于寒，实际上只要有寒邪，人就飧泄。中国古人用词准确，飧泄是指什么？“飧”，就是晚饭，飧泄，就是晚饭吃什么拉什么。为什么？因为下午本来属于阴，所谓“过午不食”，是让你过午少食，多食了，化不动。上午可以借天之阳，人睡好一觉以后，身体的阳气也是足的，所以按理说上午吃什么化什么。一过午时，人体就出现阴的格局，这时候吃什么都难化，因为你已经没有力量化了。飧泄还是“重感于寒”的问题，根在阴寒。所以大家晚上就吃一点点清淡的，好消化的，这个是健康饮食的前提。

小肠胀者，少腹䐜胀，引腰而痛。

小肠胀的症状是小腹胀满，只要小腹有问题了，就会带着后腰疼。

膀胱胀者，少腹满而气癃。

膀胱胀的症状是：少腹胀，小便不通。

三焦胀者，气满于皮肤中，轻轻然而不坚。

三焦胀的症状是：湿气充满皮肤而肿胀，用手按时，感觉空而不坚。

胆胀者，胁下痛胀，口中苦，善太息。

胆胀的症状是：胁下疼痛、发胀，口苦，经常叹气。

凡此诸胀者，其道在一，明知逆顺，针数不失。泻虚补实，神去其室，致邪失正，真不可定，粗之所败，谓之夭命。补虚泻实，神归其室，久塞其空，谓之良工。

下面一句句地解释这段。

“凡此诸胀者，其道在一”。关于“一”，我讲过了，不管五脏胀还是六腑胀，所有的胀病，原理就一个，这个“一”是什么呢？《黄帝内经》里最有名的一句话，是“知其要者，一言而终，不知其要，流散无穷”。如果你不知道这个要点是什么，你就胡乱解释，一切就散漫而且没完没了。那么，什么是“一”？

有人回答是“元气”，有人回答是“阴阳”，都对。因为元气是阴阳和合的状态，阴阳是元气分开的表达。那胀病，是阴病还是阳病？正确的回答是：胀病，是阳气不足导致的阴的症状，按理说都是阳虚，阳不虚，胀什么？所以，你把这个道理弄明白了，病就好治了。

下一步就是“明知逆顺，针数不失”。知道了阴阳之气的顺与逆，治疗就不会出现错误。错误的治疗就是“泻虚补实，神去其室，致邪失正。真不可定，粗之所败，谓之夭命”。如果虚证用泻法，实证用补法，就会使神气离散，导致邪气侵入，正气削弱，真气不能安定，出现这种情况就是由庸医导致的，治错了还不承认，认为对方就是短命。“真不可定，粗之所败”的“粗”指的是粗工、庸医。“谓之夭命”，就是病人死了，庸医不承认是自己治坏了，而认为这是病人的命。

良医怎么治疗胀病呢？“补虚泻实，神归其室，久塞其空，谓之良工”。虚证用补法，实证用泻法，就会使神气安藏，正气充塞人身孔穴，达到此种效果可称为好医生。

黄帝曰：胀者焉生？何因而有？

黄帝问：胀病是从哪里产生的？是什么原因引起的？

岐伯曰：卫气之在身也，常然并脉循分肉，行有逆顺，阴阳相随，乃得天和，五藏更始，四时循序，五谷乃化。然后厥气在下，营卫留止，寒气逆上，真邪相攻，两气相搏，乃合为胀也。

岐伯说：卫气在身体里，一般情况下与经脉并行于分肉之间，运行有顺有逆，阴阳和谐，这样才能与自然界协调，使五脏之气正常交替，四季之气循序运转，五谷入体后被很好地消化成精华以养人。然而，如果卫气在下，营卫之气运行迟滞，寒气就会上逆，如此，真气和邪气互相纠缠，相互搏击，就会生成胀病。

黄帝曰：善。何以解惑？

黄帝说：讲得对。那怎么解决这个问题呢？

岐伯曰：合之于真，三合而得。帝曰：善。

岐伯说：综合观察胀病的真实情况，从经脉、脏、腑三者反映的症状中，就可以知道如何治疗了。黄帝说：好。

黄帝问于岐伯曰：《胀论》言：无问虚实，工在疾泻，近者一下，远者三下。今有其三而不下者，其过焉在？

黄帝问岐伯说：本篇前面讲治胀病时说，不问虚实，取得疗效的关键在于迅速采用泻法，得病时日少的刺泻一次，得病时间长的刺泻三次。但现有刺泻三次而胀不消退的情况，治疗的失误在哪里呢？

岐伯对曰：此言陷于肉肓而中气穴者也。不中气穴则气内闭，针不陷肓则气不行，上越中肉则卫气相乱，阴阳相逐。其于胀也，当泻不泻，气故不下，三而不下，必更其道，气下乃止，不下复始，可以万全，乌有殆者乎？

岐伯回答说：这里所说的刺泻是指刺到皮下肉上之膜，而且要刺中发胀的气穴。如果刺不中发胀的气穴，就会使胀气内闭不出。如果刺不到皮下肉上之膜，就会使经气不行。如果针刺不中皮下肉上之膜而仅刺入分肉之间，就会导致卫气乱行，阴阳相争。治疗胀病，应当速泻而没有采用泻法，胀气就不会消退。三次刺泻而胀气不泻，就一定要改变穴位针刺，直到胀气消退为止。如果胀气不消，再重新开始针刺，这样可保证治愈，也就不会导致危重的病情了。

其于胀也，必审其胗，当泻则泻，当补则补，如鼓应桴，恶有不下者乎！

治疗胀病，一定要仔细观察胀病的症状，应当泻的就采用泻法，应当补的就采用补法，就如同鼓应槌而响一样快速，哪里还会有胀不消退的道理呢！

《灵枢·胀论》这一篇就此讲完了。可见，肿胀在古代是个大问题，要不不会立专章讨论这个问题。

在现实中，哪些病有肿胀的表现呢？

先说下胀与肿的区别：胀，从气，按之外实而内空；肿者从血，按之内实而外亦实。治胀者，从养气、补气、收气治，最好同时养血。治肿者，从活血、行血、破血，最好同时行气。这就是中医，脑子要活，不可以天天认死理。

咱们从头到脚分析下人患肿胀的问题。

比如说有人头面忽然浮肿，这种人脸色青白，一闭眼就觉得身体发飘，并且总想睡，又睡不着，这是怎么回事呢？这个也属于阴气太盛，逼元气外发，所以青白浮肿，身体发飘。总想睡，又睡不着，在《伤寒论》里属于少阴证“但欲寐”，也是心肾大衰的表征，此病宜收潜元阳才是，所以，还得靠四逆辈。

有人不是头面肿，而只是两唇肿且厚，色紫红，口渴、喜热饮，午后畏寒，小便清长，大便多次溏泄，脉无力，是什么原因呢？两唇属脾胃，肿而色紫红，一般人会认为是胃中实火，其实不是。实火一定有舌黄干燥之象，而且口渴一定喜饮冷，小便必短，大便一定硬，且午后不畏寒。大凡午后畏寒，都是阴盛阳衰。又大便多次溏泄，就是土气不实。脉无力，就应当唇白，今不白而反紫红肿厚，就是阴盛逼出脾胃之阳。所以还是要收纳阳气，可以用附子理中汤。

全身浮肿的，要细细分析。比如脾土虚，不能克水，而水气泛滥，叫水肿。如果脾土太弱，不能伏火，火不潜藏，就会真阳之气外越，也会周身浮肿，叫作气肿。解释一下什么叫脾土太弱，不能伏火，火不潜藏。农村小孩焖土豆会用一个方法：先挖个坑，把坑里烧热，把土豆放进去，再盖上土，让火之余气把土豆焖熟。这也可以比拟火与土的关系。火如果没有土，就会散漫，这也是中医所言“中气不足，元气散漫”之意。如果中土虚弱，下焦阴气上下四窜，就会通身浮肿。所以治病不必“见肿治肿”，知其土之弱，不能制水，即大补其土以制水；知元阳外越，而土薄不能伏之，即大补其土以伏火。这就是治疗全身虚肿的秘诀。

关于耳朵肿痛，原因可能有以下几种：1.肝胆风火。胆经走耳后，两耳后红肿热痛，这时如果寒热往来，口苦咽干者，法宜和解，小柴胡汤治之。2.愤怒抑郁伤了肝气。同时还有两胁胀痛，喜欢大出气，宜疏肝理气为主。3.有肾阳虚而阴气上攻的，阳虚的人，阴气必盛，阴气盛就会上腾，就会出现牙疼、龈肿、口疮、舌烂、齿血、喉痛、大小便不利之病。这时一定要大剂回阳才行。4.有肾水衰而火邪上攻者。第三条是肾阳虚，这一条是肾阴虚。肾水衰微，两尺脉必浮滑，唇口黑红，口中觉咸味者多。宜金匮肾气丸或桂苓术甘汤。

关于牙齿肿痛，除去小儿换牙、长牙、青春期智齿等，一般人也是元气外越不能潜藏的原因。而且明显有上热下寒的问题，最好以回阳、交通上下为主。方用白通汤、四逆辈。

还有妇女病后出现两乳肿痛，不思饮食。关于乳房，我们在《曲黎敏精讲〈黄帝内经〉(一)》中详细解释过，乳房走胃经，乳头属肝，乳盘属胃，所以乳房病变以肝胃为主。两乳肿痛也是阴盛而逼迫元气发于肝、胃。大凡人生病后，重伤其阳，阳衰阴盛，若乳头不肿，病在胃；乳头独肿，病在肝。治法都是回阳、纳气、封髓、潜阳诸方。如果头疼身痛，红肿痛甚，剧痛多实证，并有口渴之症，才可用行气、解散之法。

最后讲一下两脚浮肿至膝。曾在医院见过这等病人，且双腿双脚如冰。人身上、中、下三部，当是一团真气布护，如见此症，又不遇中医，基本预后不好。人体下部属肾，肾通于两脚心涌泉穴，这是先天之真阳寄存之地，阳气充足，则阴气全消，百病不作；阳气散漫，则阴邪立起，浮肿如冰之症即生，两腿冰至双膝时，就难救了。唯有中医讲究元阳、元气，如果此时能够交通上下，阴阳互根，而浮肿、冰冷自然消退。把脉后，若病在厥阴，可用“当归四逆加吴茱萸生姜白酒汤”，病在少阴，白通汤主之，姜、附、葱、人尿合用以温通，使下焦阴敛阳藏，脚膝得暖而浮肿立消。

最后，说一下肾病——肾结石、尿蛋白、肾水肿等。

肾结石是晶体物质在肾脏的异常聚积所致，为泌尿系统的常见病、多发病，男性发病多于女性，多发生于青壮年，左右侧的发病率无明显差异，其中以草酸钙结石最常见。肾结石会引发腰部酸胀不适、恶心、呕吐、烦躁不安、腹胀、血尿等。如果合并尿路感染，也可能出现畏寒发热等现象。肾结石从肾脏掉落到输尿管造成尿液阻塞时，会造成腰腹部刀割样剧烈疼痛。

中医认为，肾精主收纳、收藏，肾的本性就是贪，贪多嚼不烂，肾主收藏，也就是好与坏它都先收着，好的东西被膀胱气化了，就是人体精华，坏的东西呢，更得化啊，化不掉就成了垃圾堆积，成了肾囊肿，再因寒而凝聚，就成了肾结石。具体的治疗方法呢，还是要温经散寒。温经散寒的结果就是先让结石泥沙状，然后再攻而去之。

关于蛋白尿的情况，一般要综合有无水肿、高血压、糖尿病、过敏性紫癜、痛风、损伤肾脏药物的使用以及家族史等情况，还要看有无胸腹水、贫血、心肝肾情况，及眼底检查等。在中医看来，这种病就是好东西藏不住了，治疗要从增强脏腑功能，用脾土克肾水等思路和方法去做。

《素问·水热穴论》篇认为肾主水，认为水病的根在肾，水之标末在肺，所以，肺肾两脏都能积聚水液而为病的现象。

帝曰：肾何以能聚水而生病？岐伯曰：肾者胃之关也，关门不利，故聚水而从其类也。上下溢于皮肤，故为胕肿。胕肿者，聚水而生病也。

黄帝问：肾为什么能积聚水液导致生病呢？岐伯说：肾是胃的关卡，关门不通畅，水液就停聚而生病。其水液在人体上下泛溢于皮肤，就形成浮肿。浮肿的成因，就是水液积聚而生的病。

帝曰：诸水皆生于肾乎？

黄帝问：所有的水病都源于肾吗？

岐伯曰：肾者牝藏也。地气上者属于肾，而生水液也，故曰至阴。勇而劳甚则肾汗出，肾汗出逢于风，内不得入于藏府，外不得越于皮肤，客于玄府，行于皮里，传为胕肿，本之于肾，名曰风水。所谓玄府者，汗空也。

岐伯的解释是：肾脏属于阴脏。有由下而向上蒸腾的功能。如果人太逞能用力，或房劳太过，则汗出于肾；出汗时遇到风邪，风邪从开泄之腠理侵入，汗孔骤闭，汗出不尽，向内不能入于脏腑，向外也不得排泄于皮肤，于是水液就逗留在皮毛腠理之间，最后形成浮肿病。此病之本在于肾，病名叫“风水”。

北方肾对应的五嗅为“腐”。气因水变则为腐。前后阴出来的东西之所以不洁，都是因为这个腐烂的“腐”性。因其腐，所以要排泄出来，因此又称排泄物。总之，排泄物流出来总比在里头好，出不来时就得吃药往下攻，因为下焦腐、寒，所以要用温散法，如果这时候继续用苦寒剂，继续用活血化瘀药，下盘必定凝聚。湿，在女人身上表现为囊肿，男的则表现为阴囊湿；湿加寒，女的是子宫肌瘤，男的是前列腺病变。生命本来是一团温熏的小火，但不同的位置有不同的属性。下焦，正因为其腐，所以有关元、气海、肾阳这些大能量在此祛寒、祛腐。人体的小腹本该是最热、最强的，但只要人阳气受损，或日渐衰老，底下的腐就没了制约，就沦陷于黑暗了，就各类囊肿、结石丛生了……

肾盂肾炎，西医认为是由致病微生物引起的肾盂和肾实质炎症，常伴有下尿路感染。患者有发热、尿频、尿急、尿痛及菌尿等症状。治疗肾盂肾炎的方剂是麻黄连翘赤小豆汤，对于消除症状或指标较为有效，但愈后必须服用四逆汤、附子理中汤，最后服金匮肾气汤（丸）以巩固疗效。

至于尿毒症、肾萎缩、肾衰竭等病，都属于“阴盛阳虚”证，也就是阴寒之邪将真阳凝滞，使生机不能发动的结果，可以服用大剂四逆汤、附子汤、白通汤等，能消除或减轻症状。切不可轻易服用滋阴补肾乃至活血化瘀的药物。

现在肾癌病人也很多。一般说来，癌瘤扩散的规律也不会违背“五行”的生克规律。比如，肺与大肠相表里，肺虚容易引起肠癌，肺属金，金能克木，肝属木，肝血亏损就会使癌细胞扩散到肝部而引起肝癌；金能生水，肾、膀胱以及生殖系统属水，肾精亏损就会使肺部的癌细胞扩散到小腹部而引起膀胱、前列腺或宫颈、卵巢等癌变。其他脏腑癌病的扩散规律依此类推。如《金匮要略》开篇所言：“师曰：夫治未病者，见肝之病，知肝传脾，当先实脾，四季脾旺不受邪，即勿补之。中工不晓相传，见肝之病，不解实脾，惟治肝也。”即，高明的医生首先都是治疗还没有患病的脏腑，比如，已见肝病，知道“木克土”，知道肝邪必然首先传向脾脏，所以应当首先充实脾的经气以防病邪扩散。然而一般的医生不知道病邪相传的原理，虽然能够准确地诊断出肝病，却只是一味地治疗肝脏的疾病而不能预防病情的扩散，如此，追着病走，就容易出现坏病。

气虚则生肿胀，发展到四肢轮换肿的时候，就说明阳气已经衰竭了。再有，只要是肿，就是阳气大伤。阳气不足，水湿无法代谢，运化无力，湿气泛滥，则肿胀。水湿初起，上眼皮肿；发展途中，则咳嗽，咳嗽是想把湿邪宣出；等到出现面色苍黄，阴股间寒冷，脚踝肿，腹大时，水湿已成气候，则难治矣。湿邪滞留于肠外，则是息肉；在子宫，则为囊肿、肌瘤。

《灵枢·经脉》篇中出现“肿”字共13次，比如颈肿，大腹水肿，膝膑肿痛等，可见水肿是十二经脉的一个大问题。

具体治疗原则，张仲景说：“诸有水者，腰以下肿，当利小便；腰以上肿，当发汗乃愈”。一般而言，腰以上肿，发汗当用越婢加术汤；腰以下肿，属阳虚气寒，小便不利，可以用真武汤。但具体还要医生细细辨证。

总之，发汗、利小便是治水两大法宝，要让邪有出处。

比如风水，其脉自浮（风水，重在风，风邪侵犯肌肤表面，因此脉浮），外证骨节疼痛，恶风。

如果脉浮而洪（首先在脉象上是浮脉和洪脉），浮则为风（浮脉代表风邪），洪则为气（来盛去衰是洪脉，主阳邪盛阴气虚）。风气相搏，风强则为隐疹，身体为痒（这个有点像荨麻疹），痒为泄风，久为痂癞（这个像湿疹），气强则为水，难以俯仰。风气相击，身体洪肿，汗出乃愈，恶风则虚，此为风水。

这时，虚则用防己黄芪汤，实则用越婢汤。

附：伤寒名方——防己黄芪汤

风水，脉浮身重，汗出恶风者，防己黄芪汤主之。腹痛者加芍药。

防己黄芪汤方：防己一两 黄芪一两一分 白术三分 甘草半两（炙）。

右锉（把以上打成粉），每服五钱匕，生姜四片，枣一枚，水盏半，煎取八分，去滓，温服，良久再服。喘者加麻黄半两；胃中不和者加芍药三分；气上冲者加桂枝三分；下有陈寒者加细辛三分。

服后当如虫行皮中，从腰下如冰，后坐被上，又以一被绕腰以下，温令微汗。

此方服法和服后法都精妙，要一步一步按步骤去做。适用于小便不利，气虚水肿，气短心悸，食少便清。现代临床常用于治疗慢性肾小球肾炎、心源性水肿、风湿性关节炎等属风水、风湿而兼表虚证者。

一般来说，舌淡苔白、脉浮，就是正虚湿停，邪在肌表之象。风湿在表，理当汗解，但卫气已虚，若强汗之，必重伤其表，反招风邪。表虚当固，但单纯固表，则病邪不去。所以，此时是益气与祛邪合法，益气健脾，祛风行水。方用防己苦泄辛散，能入肾以逐湿，腰以下至足湿热、足痛脚气皆除，利大小二便，退膀胱积热，消痈散肿，除中风挛急，风寒湿疟热邪。似乎防己乃祛湿热行经之圣药也，然其性只能下行，不能上达。凡湿肿在上焦者，断不可用，用则真气大耗，而且防己剂量过大会使尿量减少。黄芪补气健脾补肺，固表行水。二药相伍，补气祛湿利水，祛风散邪固表，共为君药。白术补脾燥湿，既助黄芪补气固表，又助防己祛湿利水，为佐药。炙甘草，强心健脾。

现代用量：防己12g，黄芪15g，白术9g，甘草6g，生姜3g，大枣2枚。

现代用法：上六味，以水800ml，煎取300ml，温服，服后用一个被子绕腰以下，取微汗。

水肿，除风水外，还有皮水。

皮水，其脉亦浮，外证胕肿，按之没指（俗称按下去就一个坑，且不容易回弹），不恶风，其腹如鼓（大肚子），不渴，当发其汗。

皮水主要是由于脾虚，水湿阻塞中焦，造成下肢踝部浮肿，但跟风水汗出恶风不同的是，皮水无恶风身痛。

附：伤寒名方——防己茯苓汤

皮水为病，四肢肿，水气在皮肤中，四肢聂聂动者，防己茯苓汤主之。

防己茯苓汤方：防己三两 黄芪三两 桂枝三两 茯苓六两 甘草二两

此方以四肢水肿而沉重、手足不温、体倦、四肢肌肉微微跳动，甚则面目水肿、舌淡、苔白滑、脉沉为辨证要点。其中，茯苓入心、肺、脾经，具有渗湿利水、健脾和胃、宁心安神的功效，可治小便不利、水肿胀满、痰饮咳逆、呕逆、恶阻、泄泻、惊悸、健忘等症。需注意的是，茯苓与其他直接利水的中药不同，主要是健运脾肺。防己利水消肿，祛风止痛，主治水肿脚气、小便不利、风湿痹痛。黄芪具有补气固表、利水退肿等功效。桂枝发汗解肌，温经通脉，助阳化气，散寒止痛。甘草调和诸药药性。

这些呢，看我的《伤寒论》解读就可以了。

好，这一篇就此结束。

玉版论要

第十五

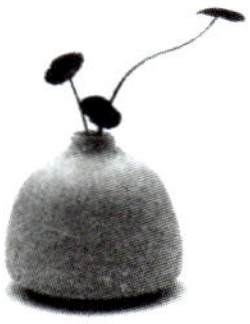

接下来我们要讲的，是《素问·玉版论要》篇。这一篇很短，但要写在玉版上。玉版，指珍贵的典籍，特指上有图形或文字，象征祥瑞盛德或预示休咎的玉片。《灵枢》专门有《玉版》篇，结尾处有一句："善乎方！明哉道！请着之玉版，以为重宝，传之后世，以为刺禁，令民勿敢犯也。"可见凡记在玉版上的都重要，黄帝怕我们不重视，特此在题目中又曰"论要"二字，以示提醒。

这一篇，主要介绍了几部古代的医学书籍，并再次讲了望色与脉诊的意义。因此，在这一讲中，我们还要讲《灵枢·五色》篇，这些有多重要呢？学完这一篇我们就知道了。

一

古代医书的流变

我们直接进入原文。

黄帝问曰：余闻《揆度》《奇恒》所指不同，用之奈何？

黄帝问道：我听说过《揆度》《奇恒》的诊法，但它们所指不同，究竟该怎样运用呢？

这里面说的《揆度》《奇恒》，以及后面谈到的《五色》《脉变》等，统统是古代的医书，至今考古未见。在这里，我稍微介绍下古代医学史中的一些内容，希望对大家有所帮助。

中国历史上第一次出现《黄帝内经》字样，是在《汉书·艺文志·方剂略》里，原文是：

《黄帝内经》十八卷、《外经》三十七卷

《扁鹊内经》九卷、《外经》十二卷

《白氏内经》三十八卷、《外经》三十六卷

《旁篇》二十五卷

右医经七家，二百一十六卷

上文中，有几个问题值得我们思索和关注。第一，在汉代，有医经七家学说，分别是《黄帝内经》《黄帝外经》《扁鹊内经》《扁鹊外经》《白氏内经》《白氏外经》及《旁篇》，可见当时医学流派的繁盛，但目前，只有《黄帝内经》流行于世。大家琢磨下，为什么别的书都丢失了？到底是故意为之的呢，还是人们选择后的结果？第二，当时有内经、有外经，外经到底讲什么呢？它与内经的主要区别又是什么？有人猜测，外经讲按蹻或外治法，甚至有手术法。这么说也未尝不可，至少汉代华佗就已经能做极高难度的手术了，比如开颅、剖腹等。如果说外经涉及按蹻，那么可能有一些秘密的民间小团体，通过自己习功、自己养生，总结出一些规律经验，但就是不外传。而且外经的卷数也多于内经。可人们为什么把这些书丢弃了呢？目前市面上也有《黄帝外经》，应该是一部伪书，不足论之。《黄帝外经》《扁鹊外经》《白氏外经》这三套系统的外经统统丢失，是因为不重要吗？第三，到了唐代王冰注释《素问》时，又提出他看到的《黄帝内经》十八卷分为《素问》九卷和《灵枢》九卷，令人疑惑的是，似乎王冰只看到了《素问》九卷，《灵枢》九卷在中国图书史上则命运多舛，多次处在丢失的状态，一直到宋代，《灵枢》才从海外回到祖国怀抱，所以至今对《灵枢》的关注与翻译都远远不及《素问》。这也是一件有趣的事。

其实，我们丢失的古书太多啦！在《汉书·艺文志》里，还有：《五藏六府痹十二病方》《五藏六府疝十六病方》《五藏六府瘅十二病方》《风寒热十六病方》《秦始黄帝扁鹊俞拊方》《五藏伤中十一病方》《妇人婴儿方》等，其中最可惜的，就是《汤液经法》三十二卷了。

书籍失传这件事，至少跟我们的重视程度是相关的，我们可以多思考下。历史对《灵枢》的重视程度不够，可能跟中国传统文化重视“理”而轻视“法”是有关的，更何况《素问》里写的都是黄帝谦虚礼贤下士的样子，也让知识分子心里很舒坦吧。再说，以黄帝命名《黄帝内经》也有一个好处，就是借黄帝之名来传道，没人敢质疑。看来古人著述还真没有从扬自己的名来考虑，而是一心想传道的。

中国重名头，白氏是谁，谁也不知道，所以白氏肯定就消失了。按说扁鹊有名头，但是扁鹊的名头还是赶不上黄帝大。中国古人推崇的医家，大多带有政治色彩，历史上能流传下名字的医家，几乎都给帝王看过病，如果没有给帝王看过病，史上一般籍籍无名。扁鹊之所以有名是因为望齐侯之色，治虢国太子，医缓、医和、郭玉等给诸侯国王看过病，其余的大量民间医生载入不了史册。所以最后《白氏内经》《白氏外经》《扁鹊内经》《扁鹊外经》全部籍籍无名。而编纂《黄帝内经》的这帮人真是聪明，他们以黄帝来命名一本医书，因为黄帝在中国的历史地位代表着大一统，扁鹊医术再高，也不可能代表大一统，这样用黄帝来一统天下之医学，书就传下去了。

回过头来，再说这篇文字里出现的《揆度》这本书，在《史记·扁鹊仓公列传》里出现过。

《史记》这本书呢，是我的最爱，也是我的童子功。想当年上初中的时候，情窦初开，上课时就偷偷读《花间词》，沉溺在那份香软中，被窗外的老师发现后，就没收了我的《花间词》，却递给我一本《史记选集》。那一瞬间，仿佛命运出现了转变，在我身上出现了“大汉气象”，不仅司马迁成了我心中的英雄，他笔下的人物也为我添精补髓，振奋了精神。

因为司马迁是个悲剧人物，所以他笔下的传记人物也大多有悲壮的色彩。比如医家，他选择了两个人物来写，一个是扁鹊，一个是仓公，固然这两人在医学史上地位独特，但他们的人生经历也是让司马迁唏嘘不已的，比如最后扁鹊是因为被人嫉妒而遭受暗杀的，而仓公的女儿“缇萦救父”，也让司马迁感慨自身命运。当年他面临宫刑，却无一人出来说情，在《报任安书》中，他说当时的情形是：“家贫，货赂不足以自赎，交游莫救，左右亲近不为一言……悲夫！悲夫！”就是当时没有一个人替他说话、救他的。其内心怆怆，至今读来，都心痛不已。

所以司马迁笔下多悲壮人物，正如他所言：“古者富贵而名摩灭，不可胜记，唯倜傥非常之人称焉。盖文王拘而演《周易》；仲尼厄而作《春秋》；屈原放逐，乃赋《离骚》；左丘失明，厥有《国语》；孙子膑脚，《兵法》修列；不韦迁蜀，世传《吕览》；韩非囚秦，《说难》《孤愤》；《诗》三百篇，大底圣贤发愤之所为作也。此人皆意有所郁结，不得通其道，故述往事、思来者。……为十表，本纪十二，书八章，世家三十，列传七十，凡百三十篇。亦欲以究天人之际，通古今之变，成一家之言。”

关于《史记》的壮美，我们以后专门再论。《史记·扁鹊仓公列传》呢，扁鹊我们已经讲过了，这次我们重点讲一下《仓公列传》。

太仓公者，齐太仓长，临菑人也，姓淳于氏，名意。少而喜医方术。高后八年，更受师同郡元里公乘阳庆……

仓公，是齐国临淄人，姓淳于，名意。从小就喜医方术。吕后当权时，仓公拜同郡元里公乘阳庆为师。

后来汉文帝问仓公：“你老师的学问从哪里来的啊？”仓公回答：“我也不知老师跟谁学的。老师家庭富有，善医术，却不肯为人治病，所以也没有闻名于世。而且我老师把医术教给我以后，还反复叮嘱：千万别让我的子孙知道你是跟我学的。”

所以古代怪人很多啊！有本事不用，还不传给子孙。而现在有些人，有点本事就骄傲得不行，只想传给子孙，还唯恐别人学了去。

仓公的学习路径是这样的——

自意少时，喜医药，医药方试之多不验者。至高后八年，得见师临菑

元里公乘阳庆。庆年七十余，意得见事之。谓意曰："尽去而方书，非是也。庆有古先道遗传黄帝、扁鹊之脉书，五色诊病，知人生死，决嫌疑，定可治，及药论书，甚精。我家给富，心爱公，欲尽以我禁方书悉教公。"臣意即曰："幸甚，非意之所敢望也。"臣意即避席再拜谒，受其脉书上下经、五色诊、奇咳术、揆度、阴阳外变、药论、石神、接阴阳禁书，受读解验之，可一年所。明岁即验之，有验，然尚未精也。要事之三年所，即尝已为人治，诊病决死生，有验，精良。

翻译过来就是：我淳于意，年轻时就喜好医术药剂之方，用学到的医术方剂试着给人看病，大多没有效验。到了高后八年（前180），得以拜见老师临淄元里的公乘阳庆。阳庆这时七十多岁，我得以拜见并侍奉他。他对我说：把你学过的医书全部抛开了吧，那些都不正确。我有古代先辈医家传授的黄帝、扁鹊的诊脉书，以及五色诊病的方法，使你能预断病人的生死，决断疑难病症，判定能否医治，还有药剂理论的书籍，都非常精辟。我家中富足，只因我心里喜欢你，才想把自己收藏的秘方和书全教给你。我说：太幸运了，这些不是我敢奢望的。说完我就离开座席再次拜谢老师。我学习了他传授的《脉书》《上经》《下经》《五色诊》《奇咳术》《揆度》《阴阳外变》《药理》《石神》（指用砭石治病的方法），及房中术等秘藏书籍，一边学习，一边体验，这样用了约一年时间。第二年，我试着为人治病，虽有效，但还不精到。就这样一直跟老师学习了三年。如今，我诊治过的病人，在诊视病情、决断生死方面，都有效，并且达到了精妙的程度。

从上文中我们看到，公乘阳庆当时传的书不是《黄帝内经》，可能那时《黄帝内经》还没有结集成册。公乘阳庆传给仓公的，好似一篇一篇的文章，或小册子，可能古代老师就是先挑个学生，然后拿一篇篇文字教学生，教完学生之后就算出徒了。他教给仓公的这几篇是:《上经》《下经》《五色诊》《揆度》等，在《内经》中都出现了。比如《素问·病能论》中说:“《上经》者，言气之通天也。《下经》者，言病之变化也。《金匮》者，决死生也。《揆度》者，切度之也。《奇恒》者，言奇病也。”看来“岐伯们”当初学习的就是这些典籍。从这些典籍入手的学生，都有了不起的建树。

仓公在见到汉文帝时，敢在当时的汉文帝面前夸下海口，说:“如今，我诊治过的病人，在诊视病情、决断生死方面，都有效，并且达到了精妙的程度。”

事实如何呢?其实，《仓公列传》有两点在医学史上意义非凡。一、仓公是中国历史上第一个不是传说中的医生。在他之前，扁鹊、医缓、医和等都是传说，尤其是扁鹊，他的事迹时间跨度非常长，似乎古代最有名的医生都被尊称为扁鹊。而仓公跟他们不一样，仓公有具体的生活年代，他姓淳于，名意，生活在公元前215年—公元前140年，西汉临淄(今山东淄博东北)人，曾任齐国太仓令，应该是管粮食的专员，但从小喜欢医道，重视脉法和望诊，虽然不喜欢给别人看病，但治病也多有疗效。而且他有老师、有家庭、有女儿，甚至他的女儿比他还有名，他的女儿就是缇萦，她为了救父而亲自上书汉文帝，汉文帝还因此事废除了当时的肉刑法。

二、仓公不仅有师父，而且有专门慕其名而跟他学习的人。

在《仓公列传》里说:临菑人宋邑跟仓公学习，仓公教了他一年多，传授了五诊。济北王遣太医高期、王禹跟仓公学习，仓公“教以经脉高下及奇络结，及气当上下出入邪逆顺，以宜鑱石，定砭灸处，岁余”。“菑川王时遣太仓马长冯信正方，臣意教以案法逆顺，论药法，定五味及和齐汤法。高永侯家丞杜信，喜脉，来学，臣意教以上下经脉五诊，二岁余。临菑召里唐安来学，臣意教以五诊上下经脉，奇咳，四时应阴阳重，未成，除为齐王侍医。”就这个最后没学成的唐安，还能当上齐王的侍医，可见跟仓公学点就有饭吃。仓公可以说是秦汉时期文献记载中带徒最多的一位医家，为医学的广泛传播与发展做出了重要的贡献。

因为仓公“左右行游诸侯，不以家为家，或不为人治病，病家多怨之者”。他成天游走各地，不顾家，也懒得给人看病，所以很多病家都抱怨他。

这里有个小话题，就是古代有很多医道、医术高超的人都不愿意给人看病，具体说来就是不愿意“以医为业”，大概是因为医生这职业在古代属于下九流，地位比较低贱吧。所以这些有大成就的，大多是“玩家”，所谓玩家，有点像京剧里的票友，可他们的造诣却不低。比如仓公的老师阳庆、仓公、华佗、金元四大家李杲，等等，他们一般都家境富有，不缺钱，学识广博，只喜欢以医术游走于官宦间，对医学就是热爱和喜欢，给百姓看病也只是兴趣所致偶尔为之，不为挣钱。比如李杲，有一年闹瘟疫，李杲就把琢磨出的方子送给大家，有人甚至把这方子刻在木头、石头上，帮助来往的病人。也许正是他们“玩家”态度，使得他们心无旁骛，更加精研，因而立意和建树都更高。这其中，唯有仲景先师最为慈悲，不仅精研医道，还积极惠及百姓，故称为“医圣”。

文帝四年中，人上书言意，以刑罪当传西之长安。意有五女，随而泣。意怒，骂曰：“生子不生男，缓急无可使者！”于是少女缇萦伤父之言，乃随父西。上书曰：“妾父为吏，齐中称其廉平，今坐法当刑。妾切痛死者不可复生，而刑者不可复续，虽欲改过自新，其道莫由，终不可得。妾原入身为官婢，以赎父刑罪，使得改行自新也。”书闻，上悲其意，此岁中亦

除肉刑法。

这段是说，有人状告仓公，仓公因而要服罪押往西安。仓公没有儿子，只有五个女儿，于是小女儿缇萦上书汉文帝，想代父亲赎罪。汉文帝深受感动，于是取消了“肉刑法”，这也算是一件大事。

汉代肉刑有黥（qíng）刑、劓刑、刖刑等，黥刑又名墨刑，就是在犯罪人的脸上刺字，然后涂上墨炭，表示犯罪的标志，以后再也擦洗不掉。这是上古的五刑之一，是中国封建社会使用时间最长的一种肉刑，直至清末光绪三十二年（1906）修订《大清律例》时才被彻底废除，前后沿用时间长达数千年。同劓、宫、刖、杀相比，墨刑显然是最轻微的，但使人蒙受巨大的精神羞辱。后来汉文帝把黥刑改为髡、钳、城旦、舂，也就是男子应当黥面者，改为剃去头发、颈上戴着铁制的刑具，去做为期四年的“城旦”苦役；女子应当黥面者，改为去做为期四年的舂米的苦役。劓刑，是中国古代割掉鼻子的一种刑罚，重于墨刑，而轻于刖刑。文帝除肉刑，“当劓者，笞三百”，始以笞刑代替劓刑。刖刑，是斩左趾（砍左脚），后改为笞五百。到了汉武帝时，突然对司马迁施以重刑，所以是非常值得探讨的事，留待以后有空再讲。

二

仓公的医案

仓公因为女儿缇萦上书被免除刑罚后，汉文帝“诏召问所为治病死生验者几何人也，主名为谁”。即，汉文帝让他报告治了多少病人，成绩如何，病人都叫什么名字。

于是仓公于医学史的第二个意义出现了，就是在《史记》中出现了中国医学史上最早的医案，又称为“诊籍”，一共有二十五个病案。医案是中医特色，是医生治疗疾病时辨证、立法、处方用药的连续记录。后来有大量医案出现，如清代叶天士的《临证指南医案》、近人秦伯未的《清代名医医案》等。但中国历史上第一本医案就在《仓公列传》里，淳于意诊籍共二十五则，每则载有患者姓氏、住址、职务、病名、脉象、治法及预后等内容，涉及内、外、伤、妇、儿各科病证。诊法以脉为主，兼有病机分析。治法有药物、针刺、熏洗等，用药或汤或丸或酒。更可贵的是，除治愈者外，诊籍还记录了十个死亡病例，这种事实求是的态度，反映了早期医案朴实无华的风格特点。

咱们从中选几个说一下。

齐王中子诸婴儿小子病，召臣意诊切其脉，告曰：“气鬲病。病使人烦懑，食不下，时呕沫。病得之忧，数忔食饮。”臣意即为之作下气汤以饮之，一日气下，二日能食，三日即病愈。所以知小子之病者，诊其脉，心气也，浊躁而经也，此络阳病也。脉法曰“脉来数疾，去难而不一者，病主在心”。周身热，脉盛者，为重阳。重阳者，逿心主。故烦懑食不下则络

脉有过，络脉有过则血上出，血上出者死。此悲心所生也，病得之忧也。

齐王二儿子的男孩生病，召我去切脉诊治，我告诉他说："这是气膈病，这种病使人心中烦闷，吃不下东西，时常呕出胃液。这种病是因为内心忧郁，常常厌食的缘故。"我当即调制"下气汤"给他喝下，只一天膈气下消，又过了两天就能吃东西，三天后病就痊愈了。我所以知道他的病，因为我切脉时，诊到心有病的脉象，脉象浊重急躁，这是阳络病。脉象理论说："脉达于手指时壮盛迅速，离开指下时艰涩而前后不一，病在心脏。"全身发热，脉气壮盛，称作重阳。重阳就会热气上行冲击心脏，所以病人心中烦闷吃不下东西，就会络脉有病，络脉有病就会血从上出，血从上出的人定会死亡。这是内心悲伤所得的病，病得之于忧郁。

看来，从仓公时代起，就意识到情志伤脾胃、伤心气，甚至会导致病人死亡。这个诊籍肯定是文帝时留下的，司马迁也不是医生，他自己写不出这些内容。诊籍如此详细全面，真的非常可贵。

济北王侍者韩女病要背痛，寒热，众医皆以为寒热也。臣意诊脉，曰："内寒，月事不下也。"即窜以药，旋下，病已。病得之欲男子而不可得也。所以知韩女之病者，诊其脉时，切之，肾脉也，啬而不属。啬而不属者，其来难，坚，故曰月不下。肝脉弦，出左口，故曰欲男子不可得也。

济北王的侍女韩女后背痛，怕冷又怕热，所有医生都认为她是寒热症。我诊脉后，说："这是宫寒，月经下不来。"给药后，月经马上来了，后背痛也好了。这个病是这女子想男子而得不到导致的。为什么这么说呢？是因为诊脉时发现她肾脉涩，而且不连贯通畅，由此月经不下。同时左手肝脉弦紧，超出左手寸口位置，这就是欲男子不可得的脉象。

这样的脉象，现在临床很多见。可见古代女子和现代女子在情志上会有同样的问题。现在存在婚内缺少性生活，或丧偶式育儿等问题，所以妇女有很多有腰背痛、月经不调的问题。

齐侍御史成自言病头痛，臣意诊其脉，告曰："君之病恶，不可言也。"即出，独告成弟昌曰："此病疽也，内发于肠胃之间，后五日当鑰肿，后八日呕脓死。"成之病得之饮酒且内。成即如期死。所以知成之病者，臣意切其脉，得肝气。肝气浊而静，此内关之病也。脉法曰"脉长而弦，不得代四时者，其病主在于肝。和即经主病也，代则络脉有过"。经主病和者，其病得之筋髓里。其代绝而脉贲者，病得之酒且内。所以知其后五日而鑰肿，八日呕脓死者，切其脉时，少阳初代。代者经病，病去过人，人则去。络脉主病，当其时，少阳初关一分，故中热而脓未发也，及五分，则至少阳之界，及八日，则呕脓死，故上二分而脓发，至界而鑰肿，尽泄而死。热上则熏阳明，烂流络，流络动则脉结发，脉结发则烂解，故络交。热气已上行，至头而动，故头痛。

齐国名叫成的侍御史自述得了头疼病，我诊完脉，告诉他说："您的病情严重，不能一下子说清。"出来后只告诉他的弟弟昌说："这是疽病，在肠胃之间发生的，五天后就会肿起来，再过八天就会吐脓血而死。"成的病是因为酗酒后行房事得的。成果然如期而死。我所以能诊知他的病，是因为切脉时，切得肝脏有病的脉气。脉气重浊而平静，这是内里严重而外表不明显的疾病。脉象理论说："脉长而且像弓弦一样挺直，不能随四季而变化，病主要在肝脏。脉虽长而直硬却均匀和谐，是肝的经脉有病。如果出现了时疏时密躁动有力的代脉，就是肝的络脉有病。"肝的经脉有病而脉均和的，他的病得之于筋髓。脉象时疏时密忽停止忽有力，他的病得之于酗酒后行房事。我所以知道他过五天后会肿起来，再过八天吐脓血而死，是切他的脉时，发现少阳经络出现了代脉的脉象。代脉是经脉生病，病情发展遍及全身，人就会死去。络脉出现病症，这时，在左手关部一分处出现代脉，这是热积郁体中而脓血未出，到了关上五分处，就到了少阳经脉的边界，到八天后会吐脓血而死。所以到了关上二分处会产生脓血，到了少阳经脉的边界就会肿胀，其后疮破脓泄而死。当初内热就熏灼着阳明经脉，并灼伤络脉的分支，络脉病变会导致经脉郁结发肿，其后就会糜烂离解。所以络脉之间交互阻塞，就使热邪上侵头部，头部受到侵扰，因此头疼。

这个医案是以脉断生死，其中，脉象论述清晰明白且高超，其病状、死因，也了了清楚。

故济北王阿母自言足热而懑，臣意告曰："热蹶也。"则刺其足心各三所，案之无出血，病旋已。病得之饮酒大醉。

过去济北王的阿母自言足热而烦闷，我告诉她说：这是热厥病。于是，在她的足心扎了三针，按压不让其出血，病马上就痊愈了。这个病，是因为饮酒大醉而得。

这是仓公的刺法。

齐王黄姬兄黄长卿家有酒召客，召臣意。诸客坐，未上食。臣意望见王后弟宋建，告曰："君有病，往四五日，君要胁痛不可俛仰，又不得小溲。不亟治，病即入濡肾。及其未舍五脏，急治之。病方今客肾濡，此所谓'肾痹'也。"宋建曰："然，建故有要脊痛。往四五日，天雨，黄氏诸倩见建家京下方石，即弄之，建亦欲效之，效之不能起，即复置之。暮，要脊痛，不得溺，至今不愈。"建病得之好持重。所以知建病者，臣意见其色，太阳色干，肾部上及界要以下者枯四分所，故以往四五日知其发也。臣意即为柔汤使服之，十八日所而病愈。

齐王黄姬的哥哥黄长卿在家设酒席请客，请了我去。客人入座，还没上菜。我见王后弟弟宋建容色异常，就说："你有病，四五天前，你腰胁疼得不能俯仰，也不能小便。不赶快医治，病邪就会浸润肾脏。趁着还没滞留在五脏，可迅速治愈。现在你的病情只是病邪刚刚浸润肾脏，这就是人们说的'肾痹'。"宋建说："你说对了，我确实曾腰脊疼过。四五天前，天正下雨，黄氏的女婿们到我家里，看到了我家库房墙下的方石，就要弄举起，我也想要效仿去做，举不起来，就把它放下了。到了黄昏，就腰脊疼痛，不能小便了，到现在也没有痊愈。"这人的病是因喜好举重物引起。我所以能诊治他的病，是因看到他的容色，太阳穴处色泽枯干，两颊显示肾病部位边缘四分处色泽干枯，所以知道四五天前病发作。然后我为他调制柔汤服用，十八天病就痊愈了。

好举重物会伤腰肾，膀胱与肾相表里，于是就会影响小便。所以，我们日常捡东西最好是蹲下捡，累腿别累腰。

诊籍中，还记载了一段齐王的医生请仓公诊病，但又不信仓公，最后死去的故事。

齐王侍医遂病，自练五石服之。臣意往过之，遂谓意曰："不肖有病，幸诊遂也。"臣意即诊之，告曰："公病中热。论曰'中热不溲者，不可服五石'。石之为药精悍，公服之不得数溲，亟勿服。色将发臃。"遂曰："扁鹊曰'阴石以治阴病，阳石以治阳病'。夫药石者有阴阳水火之齐，故中热，即为阴石柔齐治之；中寒，即为阳石刚齐治之。"臣意曰："公所论远矣，扁鹊虽言若是，然必审诊，起度量，立规矩，称权衡，合色脉表里有余不足顺逆之法，参其人动静与息相应，乃可以论。论曰'阳疾处内，阴形应外者，不加悍药及镵石'。夫悍药入中，则邪气辟矣，而宛气愈深。诊

法曰‘二阴应外，一阳接内者，不可以刚药’。刚药入则动阳，阴病益衰，阳病益箸，邪气流行，为重困于俞，忿发为疽。”意告之后百余日，果为疽发乳上，入缺盆，死。

齐王名叫遂的侍医生病了，自己炼五石散服用（五石散咱们先前讲过，是由五种矿物质炼就而成，矿物质药性彪悍，伤人不浅）。我去问候他，遂说：“我有病了，希望您为我诊治。”我把脉后告诉遂：“您得的是内脏有热邪的病。病理说‘内脏有热邪，有小便不利的，不能服用五石散’。石药药力猛烈，您服后小便次数减少，赶快停药吧。看你的脸色，怕是要生疮肿。”齐王的侍医遂被否定，当然不高兴了，搬出一套理论说：“从前扁鹊说过，‘阴石可以治阴虚有热的病，阳石可以治阳虚有寒的病’。药石的方剂都有阴阳寒热的分别，所以内脏有热的，就用阴石柔剂医治；内脏有寒的，就用阳石刚剂医治。”我说：“您的说法错了。扁鹊虽然说过这样的话，然而看病必须审慎诊断，确立标准、订立规矩，斟酌权衡，依据参照色脉表里、盛衰、顺逆的原则，参验病人的举动与呼吸是否谐调，才可以下结论。医药理论说：体内有阳热病，体表反映阴冷症状的，不能用猛烈的药和砭石的方法医治。因为强猛的药进入体内，邪气就会使热邪更加恣肆，蓄积更深。诊病理论也说：外寒多于内热的病，不能用猛烈的药。因猛烈的药进入体内就会重调阳气，阴虚病症就会更严重，阳邪强盛，迫使阴邪到处流动行走，就会重重团聚在腧穴处，最后激发为痈疽。”最终，遂也不认可仓公的说法，一百多天后，果然痈疽发在乳房上，蔓延到锁骨上窝（缺盆）后，人就死了。

这个故事说明，如果医生不能深入学习理解和实践，就算理论一大套，也是纸上谈兵，也会在辨识阴阳这种核心问题上出严重的差错。

还有人问当时年纪轻轻的齐文王一病不起而死亡的原因。

问臣意："知文王所以得病不起之状？"臣意对曰："不见文王病，然窃闻文王病喘，头痛，目不明。臣意心论之，以为非病也。以为肥而蓄精，身体不得摇，骨肉不相任，故喘，不当医治。脉法曰'年二十脉气当趋，年三十当疾步，年四十当安坐，年五十当安卧，年六十已上气当大董'。文王年未满二十，方脉气之趋也而徐之，不应天道四时。后闻医灸之即笃，此论病之过也。臣意论之，以为神气争而邪气入，非年少所能复之也，以故死。所谓气者，当调饮食，择晏日，车步广志，以适筋骨肉血脉，以泻气。故年二十，是谓'易'，法不当砭灸，砭灸至气逐。"

有人问我："你知道为什么文王会得病不起吗？"我回答说："我没有亲眼看到文王的病情，不过我听说文王有气喘、头疼、视力差的病。我认为这不是他真正的病症。他得病的原因在于身体肥胖而聚积了湿气，身体总是不活动的话，骨骼就不能支撑肉躯，所以才气喘，其实，这用不着医治。依照脉理说：二十岁时人的脉气正旺，应该做跑步的运动，三十岁时应该快步行走，四十岁时应该安坐，五十岁时应该安卧，六十岁以上时应该使元气深藏。文王年龄不满二十岁，脉气正旺，应该多跑动却懒于活动，这是不顺应自然规律的表现。后来听说有的医生用灸法为他治疗，马上病情就重起来，这是分析论断病情上的错误。根据我的分析，他是神气已乱而病邪之气重侵了体内，这种病症不是年轻人容易康复的，因此他死了。对这样的病，应该调和饮食，选择晴朗天气，驾车或是步行外出，来开阔心胸，调和筋骨、肌肉、血脉，疏泄体内的郁积之气。二十岁时，是人们说的气血不稳定的时期，这时不应该多用砭灸的治疗方法，使用这种方法更会导致气血奔逐不定。"

以上这段话其实非常重要，指出了年轻病人的治病方法，首先要多见阳光多做运动，开阔心胸，而且不宜多灸法。多灸，则容易扰乱气血，切记切记！这也是我一向反对给小孩用灸法的原因，非发热等急重症不用。

最后，有人问仓公，“诊病决死生，能全无失乎？”即，你给人诊治疾病、判断死生，能完全没有失误吗？

仓公回答：

意治病人，必先切其脉，乃治之。败逆者不可治，其顺者乃治之。心不精脉，所期死生视可治，时时失之，臣意不能全也。

仓公回答说：“我医治病人时，一定先为他切脉后，才去医治。脉象衰败、病情败逆的，我就不治了。脉象和病情相顺应的，我才给他医治。如果不能精心切脉，所断定的死生时间以及能否治愈，也往往会出现差错，我不能完全没有失误。”

此言可见仓公山东人的朴实和倔强。能治则治，不能治则不治，而且是人就会有失误的时候。估计也正是因为他这种态度，得罪了不少人吧。

在《扁鹊仓公列传》的最后，太史公司马迁有个总结性的感慨，曰：

女无美恶，居宫见妒；士无贤不肖，入朝见疑。故扁鹊以其伎见殃，仓公乃匿迹自隐而当刑。缇萦通尺牍，父得以后宁。故老子曰“美好者不祥之器”，岂谓扁鹊等邪？若仓公者，可谓近之矣。

太史公说：“女人无论美与丑，住进宫中就会被人嫉妒；士人无论贤与不贤，进入朝廷就会遭人疑忌。所以扁鹊因为他的医术遭殃（相传扁鹊是被秦国太医嫉妒而派人暗杀掉的），仓公于是自隐形迹，不出头露面，可还是被判处刑罚。幸好有缇萦上书皇帝，她的父亲才得到后来的平安。所以老子说‘美好的东西，都是不吉祥之物啊’，这，哪里只是说扁鹊这样的人物呢？像仓公这样的人，确实和这句话所说的意思接近啊。”

也就是说，有些灾难不是你躲就能躲得过去的，只要你优秀，就会有人嫉妒和猜忌。这种嫉妒和猜忌是人性的恶，是恶，就有可能危及被嫉妒和嫉恨的人。扁鹊被杀了，仓公被抓了，你若优秀似他们，还没被杀、被抓，那真得谢不杀、不抓之恩。可谁也不能如此战战兢兢地活着啊，怎么办呢？只能“正气内存，邪不可干”了，好好修养自己，用卫气好好保护自己，谨言慎行，不给苍蝇下蛋的地方。可为什么还是有很多人“人设崩塌”了呢？说白了，还是根基不牢，没有“终日乾乾，夕惕若厉”。此句出自《周易·乾》，意为朝夕戒惧，是说君子不仅要整天自强不息，勤奋谨慎；而且一天到晚都要心存警惕，好像随时有危险要发生一样，如此这般，才能免除灾祸，顺利发展。

要想不这么累地活着，还有一种方法，就是索性任性地活着，真性情地活着，谁也不是圣人，就像一棵树，该茂盛时茂盛，该落叶时落叶，随他们说、随他们论，想要所有人都说你好，也是贪心。只要你坚持良知，心中始终明白“不受天磨非好汉，不遭人嫉是庸才”，也就没什么可畏惧的了。

三

神转不回，回则不转

咱们接着讲原文。

黄帝问道：我听说过《揆度》《奇恒》的诊法，但它们所指不同，究竟该怎样运用呢？

岐伯曰：《揆度》者，度病之浅深也。《奇恒》者，言奇病也。请言道之至数，《五色》《脉变》《揆度》《奇恒》，道在于一。神转不回，回则不转，乃失其机。至数之要，迫近于微，著之玉版，命曰合《玉机》。

“岐伯曰：《揆度》者，度病之浅深也。《奇恒》者，言奇病也”。岐伯回答说：一般来讲，《揆度》是用以衡量疾病的深浅的。《奇恒》是辨别异于正常的大病、怪病。《内经》言：所谓奇者，使奇病不得以四时死也；恒者，得以四时死也。

说“奇”之前得先说“恒”。“恒者，得以四时死也”。不奇特的病、恒常的病，都是按四时生克规律走，譬如说，若是肝病，在秋天就难熬，因为金克木。再在秋天里逢属金的日子，就更难熬。不怕人得病，就怕人得病的时间不对。什么叫命数？命数，就是逢生不逢克，就是逢合不逢邪，生有时，死有时，时候不对，就难过，命大、命硬，能反克的，就能死里逃生。

“使奇病不得以四时死也”。奇病、怪病，都不按四时生克规律走。中国古代为什么讲春、夏、秋、冬，就是告诉我们天地万物皆有规律可循，生死也有规律可循，疾病也有规律可循。一旦无规律可循，这事就大了。

《内经》后文有《奇病论》篇和《大奇论》篇，讲了许多怪病，比如癫痫，《奇病论》里说：病名为胎病，此得之在母腹中时，其母有所大惊，气上而不下，精气并居，故令子发为巅疾也。这就不是从四时规律中得的病，而是从母亲情志上得的病。这就给了我们警示，凡现在稀奇古怪的病，比如自闭症、躁狂症、抑郁症、精神分裂症、癌症，等等，都在“奇病”范畴内，都要另外找原因。

“请言道之至数，《五色》《脉变》《揆度》《奇恒》，道在于一”。岐伯接着说：请允许我从医道之至数说起，《五色》《脉变》《揆度》《奇恒》等，虽然所指不同，但道理只有一个。

这个“一”是什么呢？就是色脉之有无神气。掌握了阴阳神气，就抓住了生命的关键。前面几篇我们讲过，看生死，要看脉有没有神；望诊，看脸色有没有神。有神，则生；无神，则死。

“神转不回，回则不转，乃失其机”。这是说人体的气血随着四时的递迁，永远向前运转而不回折。如若回折了，就不能运转，就失却生机了！脉也同样，就是十二经脉如环无端，只是流利向前，如若哪一部脉滞涩或回流了，生机就被堵塞，甚至停止了。

“至数之要，迫近于微，著之玉版，命曰合《玉机》”。岐伯接着说：医道的要点，是至微至妙难以觉知的，其中最关键的就在于明察神机，把这一点记录在玉版上，可以与后面要讲的《玉机真藏论》篇合参。

《内经》从第六篇、第七篇开始，基本上都要涉及一个话题，就是人是怎么死的。到了《玉机真藏论》篇，完全是讲真藏脉的，真藏脉最核心的一点是无胃气、无神气。所有的脉象，只要没有胃气，没有神气，这个人就要死了。所以，中医强调保胃气，让脉象有神、有根，才是至关重要的。

下一段，讲如何在神色上判断神机。

容色见上下左右，各在其要。其色见浅者，汤液主治，十日已。其见深者，必齐主治，二十一日已。其见大深者，醪酒主治，百日已。色夭面脱，不治，百日尽已。脉短气绝死，病温虚甚死。

“容色见上下左右，各在其要”：面容的五色变化，呈现在上下左右不同的部位，要分辨其深浅顺逆之要领。

“其色见浅者，汤液主治，十日已”：“十日已”，意思是十天就好了，“已”就是病愈。色浅的，其病轻，可用五谷汤液调理，约十天就好了。说十日病愈，大概取其五藏运行一圈吧。

“其见深者，必齐主治，二十一日已”：色深的，其病重，必齐主治，齐，通“剂”，就是这时必须服用草茎草核等药剂治了，大约二十一天才有转机。

说二十一天，大概以气血运行周期计。因为二十一天藏的是“七”这个数，前面讲过，人体气血循环是以七天为周期，三七二十一天，气血为之一变，四七二十八天，又是一大变。二者的不同在于，好比我们在《上古天真论》中所学，女性生命周期，在三七二十一岁时达到最完美状态，到四七二十八时，虽然是顶部，但已开始趋于下坡路了。

“其见大深者，醪酒主治，百日已”：如果其病色过深，则表示其病更为严重，必定要用药酒治疗，须经过一百天左右，才能痊愈。

先说“醪酒”。在《伤寒论》中，用到酒醪的方子，有瓜蒌薤白白酒汤、当归四逆加吴茱萸生姜清酒汤、炙甘草汤等，这些可都是治重病的方子啊。

再说一百天。都说“病来如山倒，去病如抽丝”，就是大病、重病，不是一两剂就能解决的事，一剂两剂可以让症状减轻，但元气的恢复需要时间。这一百天还得休息，不问世事才行，如果一边吃药、一边工作、一边生气，病不仅好不了，可能还会加重。所以，遇到病人总问他的病什么时间能好这样的问题时，我就只能回答：“这个问题要看你病的深浅，以及你的气血状况”。急病，怕遇到慢郎中，那样会耽误了病情；可慢病，一般都已元气大伤，急郎中也无可奈何。

“色夭面脱，不治，百日尽已”：假如神色枯槁苍白，面容瘦削，就不能治愈，到一百天左右就要死了。

这是因为阴血已虚，肉脱骨消，元气已所剩无几了。

“脉短气绝死，病温虚甚死”：如果脉气短促而阳气虚脱的，必死；温热病而正气虚极的，亦必死。

下一段，讲望诊的具体看法。

色见上下左右，各在其要。上为逆，下为从。女子右为逆，左为从；男子左为逆，右为从。易，重阳死，重阴死。阴阳反他，治在权衡相夺，《奇恒》事也，《揆度》事也。

“色见上下左右，各在其要”：面色见于上下左右，还有一个要领，就是逆从的问题。

“上为逆，下为从”：病色向上移的为逆，向下移的为顺。也就是病势正旺，为逆；病势衰，为从。

“女子右为逆，左为从；男子左为逆，右为从”：女子病色在右侧的为逆，在左侧的为顺；男子病色在左侧的为逆，在右侧的为顺。

我们总说“男左女右”，在病态上，中医也讲究：男子怕左边病，女子怕右边病。左为阳，阳气怕升不起来；右为阴，阴血怕降不下去。左能升，右能降，气机就没有败，人就有救。面瘫、半身不遂，都要从这一点上看。

“易，重阳死，重阴死”。易，就是改变。如果病色变更，倒顺为逆，那就是重阳、重阴了。男子为阳，如果男子的左边病了，这就叫作“重阳”。女子为阴，右边也为阴，这就叫作“重阴”。重阳、重阴的预后都不好，重阳会死人，重阴也会死人。

“阴阳反他，治在权衡相夺”。反他，是逆从的意思，权衡，指的是脉象，权，是秤砣，指的是沉脉；衡，是秤杆，指的是浮脉。所以，权衡就是看脉之沉浮。比如说男子的脉应该是沉下去的，如果漂浮在上，就是有病。这时要尽快衡量其病情，果断采用适当的治法，使阴阳和脉象趋于平衡。

“《奇恒》事也，《揆度》事也”。具体怎么治疗，就在于《揆度》《奇恒》的运用了。

四

《灵枢·五色》

关于五色，《灵枢》里存留了《五色》一篇，应该就是阳庆传给仓公的《五色诊》一篇。这一篇专门谈五官、五色及其脉象，是关于中医望诊和诊脉非常重要的一篇文字。下面，我们就完整地讲一下《灵枢·五色》篇。

在前面讲《五藏生成》篇时，我们讲了《灵枢·五色》篇的一小部分，这次我们一字不落地讲，这么好的内容，要多听，更何况我不惜力地讲呢！

《灵枢·五色》篇记录的是黄帝和其徒弟雷公的一次对话。

雷公问于黄帝曰：五色独决于明堂乎？小子未知其所谓也。

雷公问黄帝道：面部五种气色的变化，是仅仅反映在明堂部位吗？我弄不懂其中的状况。

雷公是黄帝的学生，自称小子，以示谦虚。

黄帝曰：明堂者鼻也，阙者眉间也，庭者颜也，蕃者颊侧也，蔽者耳门也，其间欲方大，去之十步，皆见于外，如是者，寿必中百岁。

黄帝回答说：明堂，指鼻子；阙者，指两眉之间；庭者，指颜，也就是脑门；蕃者，指颊两侧；蔽者，指耳门。“其间欲方大”，就是明堂、阙、颜、脸颊两侧、耳门这些地方都要方正广大，哪怕相隔十步之遥，这些都能看得清清楚楚，这样的人，寿必百岁。

可见瘦小就不好，明堂不敞亮也不好。人脸上有明堂，就是鼻子和印堂处，这地方不明润、不干净，人的身体就不好，气运就不好。好比一个家，院子是明堂，院子杂草丛生了，房子就显荒芜之象，所以院子要天天扫。入门处是明堂，入门处全是鞋，门口的气就是臭的，对家人也不好。大门口有影壁，入门处有玄关，其玄妙就在于挡住邪气、笼住福气、财气，而人脸上的明堂阙庭，也是一个人精气神之所在。

雷公曰：五官之辨奈何？

雷公又问：怎么辨别五官呢？

黄帝曰：明堂骨高以起，平以直，五藏次于中央，六府挟其两侧，首面上于阙庭，王宫在于下极，五藏安于胸中，真色以致，病色不见，明堂润泽以清，五官恶得无辨乎？

黄帝说：首先鼻子要高挺。“明堂骨高以起”，主要指的是山根，山根又名祖窍，而鼻子又有鼻祖一说，所谓鼻祖，就是人体先生鼻子，鼻子高挺代表任督二脉气足。“五藏次于中央”，“次”的古义是驻扎，五脏之气血表现依次在脸部中央，六腑之气血表现则在脸颊两侧。“首面上于阙庭”，“阙庭”指天庭，天庭饱满明润，人则春风得意；“王宫在于下极”，“下极”指地阁，地阁方圆，则老来福厚。“五藏安于胸中，真色以致，病色不见，明堂润泽以清”，指五脏安定于内，真色表现于外，全然不见病色，鼻子与两眉之间都润泽明朗，就是身体健康的表现。“五官恶得无辨乎？”是说看人怎么能不看五官呢？！

雷公曰：其不辨者，可得闻乎？

雷公追问：五官不好的象，又是什么样呢？

黄帝曰：五色之见也，各出其色部。部骨陷者，必不免于病矣。其色部乘袭者，虽病甚，不死矣。

黄帝说：五脏的各种病色，各自会显现在相应的部位。若鼻部中央及两侧出现骨头塌陷之象，那么此人一定是生病了（肾主骨，胆主骨所生病，面部骨头塌陷，则代表胆之生机已无，而肾精已败）。如果各部位的气色显现于其相生的部位，表明病情虽重，但不至于死亡（以印堂为例，此处代表心，如果出现赭红色或黑色，就预后不好，黑色就是肾水上犯，水克火，危险。而出现青色、白色，虽然表示病情很重，但不至于死亡）。

雷公曰：官五色奈何？

雷公问：五色都所主什么病症呢？

黄帝曰：青黑为痛，黄赤为热，白为寒，是谓五官。

黄帝说：青色、黑色主痛，黄色、赤色主热，白色主寒，这就是五色所主。

雷公曰：病之益甚，与其方衰如何？

雷公问：病情的加重，以及病邪即将衰退，如何诊断呢？

黄帝曰：外内皆在焉。切其脉口，滑小紧以沉者，病益甚，在中；人迎气大紧以浮者，其病益甚，在外。其脉口浮滑者，病日进；人迎沉而滑者，病日损。其脉口滑以沉者，病日进，在内；其人迎脉滑盛以浮者，其病日进，在外。脉之浮沉及人迎与寸口气小大等者，病难已。病之在藏，沉而大者，易已，小为逆；病在府，浮而大者，其病易已。人迎盛坚者，伤于寒；气口盛坚者，伤于食。

“黄帝曰：外内皆在焉”：黄帝说：外腑内脏疾病的加重，以及病情衰退，都会在脉象上显现。

“切其脉口滑小紧以沉者，病益甚，在中”：切按病人的脉口，脉现滑、小、紧且沉的，病就是加重了，而且病在五脏。

“人迎气大紧以浮者，其病益甚，在外”：人迎脉气出现大、紧且浮的，病就更重了，并且病在六腑。

“其脉口浮滑者，病日进；人迎沉而滑者，病日损”：寸口脉象浮滑的，病情日趋严重；人迎脉象沉而滑的，病情日渐减轻。

“其脉口滑以沉者，病日进，在内；其人迎脉滑盛以浮者，其病日进，在外”：寸口脉象滑且沉的，疾病日益严重，病在五脏；人迎脉象滑盛且浮的，疾病日益严重，病在六腑。

“脉之浮沉及人迎与寸口气小大等者，病难已”：脉象浮沉大小一样，人迎和寸口脉象大小相等的，其病难于治愈。

最后黄帝总结道：“病之在藏，沉而大者，易已，小为逆”。如果病在五脏，脉象沉而大的，病易治愈；脉象沉而细小的，真阴衰而病呈逆象。

“病在府，浮而大者，其病易已。人迎盛坚者，伤于寒；气口盛坚者，伤于食”：如果病在六腑，脉象浮而大的，其病容易治愈。人迎脉象盛而坚的，是外伤于寒邪；寸口脉象盛而坚的，是内伤于饮食。

雷公曰：以色言病之间甚奈何？

这句中的“间”，指病愈；“甚”，指加重。所以翻译过来就是，雷公问：怎样通过面部气色来判断病情的轻与重？

黄帝曰：其色粗以明，沉夭者为甚，其色上行者病益甚，其色下行如云彻散者病方已。五色各有藏部，有外部，有内部也。色从外部走内部者，其病从外走内；其色从内走外者，其病从内走外。病生于内者，先治其阴，后治其阳，反者益甚。其病生于阳者，先治其外，后治其内，反者益甚。其脉滑大以代而长者，病从外来，目有所见，志有所恶，此阳气之并也，可变而已。

“黄帝曰：其色粗以明，沉夭者为甚”：黄帝说：如果病人面部气色略为明亮，病轻；病人面部气色沉滞晦暗，病重。

“其色上行者病益甚，其色下行如云彻散者病方已”：如果面部病色向上发展，表明病情日益严重；如果病色向下行，好似浮云散去，表明病将痊愈。

“五色各有藏部，有外部，有内部也”：五种病色，各自反映在面部脏腑所属的部位，有的反映在鼻两侧，即外部，是六腑的病色；有的反映在鼻中央，即内部，是五脏的病色。

“色从外部走内部者，其病从外走内；其色从内走外者，其病从内走外”：病色从外部向内部发展的，表明病邪从表入里；病色从内部向外部发展的，表明病邪从里出表。

“病生于内者，先治其阴，后治其阳，反者益甚”：病生于五脏的，先治其脏，后治其腑，如果治反了，病情就日益严重。

“其病生于阳者，先治其外，后治其内，反者益甚”：病生于六腑的，先治其表，后治其里，如果颠倒而治，病情就会日趋严重。

“其脉滑大以代而长者，病从外来，目有所见，志有所恶，此阳气之并也，可变而已”：如果脉象滑大或脉代而长的，表明病邪外侵而来，病人目有所妄见，心有所妄想，这是阳邪过盛而致的病，治疗应泻阳补阴，病就会好的。

雷公曰：小子闻：风者，百病之始也；厥痹者，寒湿之起也，别之奈何？

雷公追问：我听说啊，风邪，是百病的根源，厥痹之症，是寒湿之气引起的。从面色上如何分辨这两种的不同？

黄帝曰：常候阙中，薄泽为风，冲浊为痹厥。此其常也，各以其色言

其病。

黄帝回答：应当观察眉间的气色，如果呈现出浮薄光泽，就是风病；如果出现沉浊晦暗之色，就是痹病；如果病色显现在下巴颏，就是厥病。这是病症常态的表现，可以根据各部位的色泽来诊断疾病。

雷公曰：人不病卒死，何以知之？

雷公问：有的人没显什么病象却突然死亡，怎样才能预知呢？

这真是个好问题。现在这种现象很多，好多人平时好好的，突然就死掉了，甚至没经历生病卧床这个过程。我们看黄帝如何解释这件事。

黄帝曰：大气入于藏府者，不病而卒死矣。

黄帝说：这些人不是没病，而是大邪之气直接侵入脏腑，在外却没有体表病的表现，里病暴发，就会突然死亡。

生活中我们最常见的这种“不病而卒死”的，就是心梗。但若说一点没征兆也不对，只是我们通常做不到把一些疾患跟心梗相关联。比如说：1.双耳突聋。心绞痛患者有很多都会出现听力下降，或暴聋，但做了心脏冠脉手术后，耳鸣耳聋症状就消失了。在《灵枢·经脉》篇里，我们讲了，“十二经脉，三百六十五络……其别气走于耳而为听”，可见听力涉及全身气血脉络。而心又主血脉，所以心脏疾患跟耳部相关。2.绕脐痛。胃经“下挟脐”，真正的命门当属肚脐与命门穴之间的这块区域，督脉贯肚脐中央，再贯心，可见先天督脉与肚脐痛、心痛有关，所以这里痛也是心梗前兆之一，会要命。3.头晕睁不开眼。心阳不振，就会头晕目眩。4.胸口有胶带缠绕感。这个感觉要比胸闷气短厉害。5.牙痛。可能跟心肌缺血有关。这个很容易被忽视。牙为骨之余，所以牙痛也是骨病、肾病，心肾是密不可分的。6.肩胛骨丝丝拉拉地疼，或后背有固定疼处，觉得累，像背了个小包。7.左上肢无力。很多患者的表现就是左侧肩胛骨和左上肢难受，酸胀，有的使不上力气，检查发现是心肌缺血。8.脚底针刺痛。9.突然乏力，嗜睡，不想动。10.手指青白、冰凉。

有这些症状的人，最好及时去医院检查治疗，实在不行也要兜里常备硝酸甘油或速效救心丸，心梗发病时，就是和时间赛跑。

雷公曰：病小愈而卒死者，何以知之？

雷公问：有人病稍微好转，却突然死亡了，怎样才能预知呢？

黄帝曰：赤色出两颧，大如母指者，病虽小愈，必卒死。黑色出于庭，大如母指，必不病而卒死。

黄帝说：如果赤色显现在两边颧骨上，大如拇指一般，病虽稍微好转，病人肯定会突然死亡。如果黑色显现在天庭上，大如拇指一般，肯定会不显病象而突然死亡。

前者属于虚阳外越，后者应该是肾水上犯。为什么呢？两颧从经脉上走的是小肠，小肠经是“斜络于颧”，心与小肠相表里，如果赤色突然显现在两边颧骨上，就有可能出现心梗。而肾水上犯，最危险的还是心梗。

雷公再拜曰：善哉！其死有期乎？

雷公拜了两拜说：讲得好啊！这些病的死期可以预知吗？

黄帝曰：察色以言其时。

黄帝说：观察面部气色的变化，可以判断病人死亡的时间。

雷公曰：善乎！愿卒闻之。

雷公说：好啊！我想全面学习这个。

黄帝曰：庭者，首面也；

黄帝说：天庭，反映头面部的疾病；

阙上者，咽喉也；

眉间之上，反映咽喉的疾病；

阙中者，肺也；

两眉之间，反映肺脏的疾病；

下极者，心也；

两眼之间，反映心脏的疾病；

直下者，肝也；

两眼之间直下的鼻柱，反映肝脏的疾病；

肝左者，胆也；

鼻柱左侧与颧骨间的部位，反映胆的疾病；

下者，脾也；

鼻尖，反映脾的疾病；

方上者，胃也；

鼻尖两侧略向上的部位，反映胃的疾病；

中央者，大肠也；

面部正中央，反映大肠的疾病；

挟大肠者，肾也；

挟面中央的两颊部位，反映肾的疾病；

当肾者，脐也；

肾属的颊部下方，反映脐部的疾病；

面王以上者，小肠也；

在鼻准（鼻尖）以上的两侧，也就是两颧向上，反映小肠的疾病；

面王以下者，膀胱子处也；

鼻准以下的人中处，反映膀胱、子宫的疾病；

颧者，肩也；颧后者，臂也；臂下者，手也；

颧骨反映肩部疾病；颧骨后方反映手臂的疾病；在该部位下方，反映手的疾病；（这个大概是黄帝独特的望诊法吧，我在临床上还真没注意到这一点。从经脉上论，小肠经“上循臑外后廉，出肩解，绕肩胛，交肩上”，又“斜络于颧”，应该还是有道理的。）

目内眦上者，膺乳也；

眼内角上方，反映胸部和两乳的疾病；（这个是指胃经循行，胃经“起于鼻之交頞中”，又走“从缺盆下乳内廉”。）

挟绳而上者，背也；

挟两颊外方的耳边部位，反映背部疾病；

循牙车以下者，股也；

沿牙床颊车穴以下部位，反映大腿疾病；

中央者，膝也；

两牙床中央部位，反映膝部疾病；

膝以下者，胫也；

该部位以下反映小腿的疾病；

当胫以下者，足也；

再下的部位反映足部的疾病；

巨分者，股里也；

嘴旁法令纹处，反映大腿内侧的疾病；

巨屈者，膝膑也。

颊下曲骨部位，反映膝盖骨的疾病。

此五藏六府肢节之部也，各有部分。

这些是与五脏六腑肢体相应的面部各部位，各有各自的范围。

用阴和阳，用阳和阴，当明部分，万举万当，能别左右，是谓大道；男女异位，故曰阴阳。审察泽夭，谓之良工。

治疗时，阴衰而阳盛的，用补阴法来调和；阳衰而阴盛的，用助阳法来调和。只要先仔细察明各部位所显现的色泽再施治，每次诊治都会十分恰当，能够辨别阴阳二气运行，阴气右行，阳气左行，就是了解了阴阳运行的规律了。男女病色的反映，其位置是不同的，了解了阴阳运行的规律，又能仔细观察面部各部位气色的润泽和晦暗，从而确定生病的部位和病情轻重，就称得上是良医。

沉浊为内，浮泽为外，黄赤为风，青黑为痛，白为寒，黄而膏润为脓，赤甚者为血，痛甚为挛，寒甚为皮不仁。

如果面色沉滞晦暗，表明是在里、在五脏的疾病。面色浅浮有光泽，表明是在外、在六腑的疾病。面色黄赤是风热病，面色青黑是痛病，面色苍白是寒证，面色发黄而油亮表明疮痈已经化脓，面色特别赤红的是有瘀血。特别疼痛的，会有面肌痉挛；受寒深的，就会出现皮肤麻木不仁。

望诊呢，一方面要看天赋，一方面还是个经验的积累，就像把脉，把了上万人后，不会也会了。望诊呢，就是掌握规律后，望了上万人，则能断事如神。

说到面肌痉挛，真有疼得满地打滚的，血压飙到200毫米汞柱，脸上还天天扎着针，寻遍了天下名医，还做了不少法事，统统无效。最后找到元泰堂时，因为被疾病折磨，她内心已经变得十分急躁、暴躁，谁都架笼不住，最后只好我接。一番微信沟通后，给她开了方子，三个月后，不仅病全好了，身体各项指标也都好得不得了。这件事，也让我对“病愈”这个概念深有体会，所谓“病愈”，不单纯指病症的消除，而是各项生命体征、指标的正常化。做医生的，没有比看到病人能脱离苦海更欢喜宽慰的事了！

五色各见其部，察其浮沉，以知浅深；

五种病色各自显现在脏腑所属的面部部位上，观察它们的沉浮，可以知道病邪的深浅；

察其泽夭，以观成败；

观察五色的润泽或晦暗，可以知道病情的轻重；

察其散抟，以知远近；

观察五色的离散或聚集，可以知道病期的长短；

视色上下，以知病处；

观察五色的上下，可以知道病所在的部位；

积神于心，以知往今。

全神贯注地观察病人面部五色变化，可以知道病的过去和现在。

故相气不微，不知是非，属意勿去，乃知新故。

因此，观察面部气色不细致入微，就不知道病的好坏。聚精会神，才能知道病的过去和现在。

色明不粗，沉夭为甚；不明不泽，其病不甚。

这句似乎有点问题，从医理上推断，这句应该是：色明不粗，其病不甚；不明不泽，沉夭为甚。即，面色明亮而不粗糙，其病不重；面色既不明亮，也不润泽，而显沉滞晦暗的，病情严重。

其色散，驹驹然未有聚，其病散而气痛，聚未成也。

病色离散而不聚集——驹驹然，指轻松分散的样子，在这里形容病气没有聚集，所以后面接着解释：其病散而气痛，聚未成也。即，病色离散仅有气滞不通所引起的疼痛，就属于病还没有成形，病势有向好的趋势。

肾乘心，心先病，肾为应。色皆如是。

肾病所呈的黑色侵犯面部心脏的部位，是因为心脏先有了病，所以肾病的黑色乘虚而入。“色皆如是”，是说病色的显现，大多如此。

男子色在于面王，为小腹痛，下为卵痛，其圜直为茎痛，高为本，下为首，狐疝㿉阴之属也。

男子的病色显现在鼻准上，是小腹疼痛的象，同时可能向下牵连着睾丸疼痛。如果病色显现在人中水沟处，就会发生阴茎疼痛。病色在人中水沟的上半部，阴茎根部作痛；病色在人中水沟的下半部，阴茎头部作痛，这属于狐疝和㿉阴一类的病。

女子在于面王，为膀胱、子处之病，散为痛，抟为聚，方员左右，各如其色形。其随而下至胝为淫；有润如膏状，为暴食不洁。

女子的病色显现在鼻准周围，表明膀胱和子宫有病。病色散，为痛症；病色聚集，属于积聚。身体里的积聚，或方或圆，或左或右，也与病色形状相似。胝（zhī），有“厚”的意思，在此代指厚嘴唇。“其随而下至胝为淫”，是说如果病色一直下行到唇部，就是带下病。如果病色光润如脂，那是暴饮暴食或吃了不洁食物形成的瘀滞。

左为左，右为右，其色有邪，聚散而不端，面色所指者也。

病色显现在面部左侧，就是左侧有病；病色显现在面部右侧，就是右侧有病。面部有病色，有聚有散，或不端正的，观察面部病色所在的部位，就可以知道身体发病的部位。

色者，青黑赤白黄，皆端满有别乡。

气色，就是指青、黑、赤、白、黄五色，它们都应端正充盈地显现在所属的部位上，一旦出现在其他部位，就是有病了。

别乡赤者，其色亦大如榆荚，在面王为不日。

比如，心主的赤色出现在鼻准上，大如榆荚，不过几天，必有病变。

其色上锐，首空上向，下锐下向，在左右如法。

如果病色形状为上边尖锐，表明头部正气虚，病邪将向上发展；如果病色形状为下边尖锐，表明病邪将向下发展；病色形状左右尖锐，表明病邪将向左右发展。大家一定要记住，不一定真的有什么尖角，而是一个象，是势头的问题，把握了这个势头，才是最关键的。

以五色命藏，青为肝，赤为心，白为肺，黄为脾，黑为肾。肝合筋，心合脉，肺合皮，脾合肉，肾合骨也。

五色和五脏相对应的关系是：青为肝色，赤为心色，白为肺色，黄为脾色，黑为肾色。肝与筋相合（所以，面部出现青色不仅与肝相关，也与筋相关，以下同），心与脉相合，肺与皮肤相合，脾与肌肉相合，肾与骨相合。依据这种相应关系，就可诊断疾病。

《灵枢·五色》全篇就此讲完。这应该是讲面色望诊最全面的一篇了。但以上这些只是规律，具体的还要在临床上多看，所以我的临床课第一步，就是先学望诊，望诊不是光看看就成了，学生还必须用《素问》《灵枢》或《伤寒论》里原话来解释才行。所以，要跟我学习的人，经典必须要精熟。先看色，再闻其声，再问其症，最后是脉，处处都要用经典解释，如此，四诊和参后，开方子。

仔细学完这些，我们会发现，《黄帝内经》可谓苦口婆心、掏心掏肺，我呢，更犯不着藏着、掖着，只唯恐自己悟得不透。关键是大家能不能全听懂，能不能全拿走。而且学习不能只学皮毛，人情练达、世事洞明，才是“老”中医啊。

五

痹证

咱们看《玉版论要》篇的最后一段。

搏脉痹躄，寒热之交。脉孤为消气，虚泄为夺血。孤为逆，虚为从。行《奇恒》之法，以太阴始。行所不胜曰逆，逆则死；行所胜曰从，从则活。八风四时之胜，终而复始，逆行一过，不复可数。论要毕矣。

“搏脉痹躄，寒热之交”。脉象搏击于指下，是邪盛、正衰之象，或为痹证，或为躄（bì。筋躄者，足不能行也），或为寒热之气交杂为病。也就是搏脉意味着三种病症，一是痹证，二是足不能行病，三是寒热病。

先说“搏脉”。关于脉象，我说过，把到柔柔弱弱、似有似无的脉，倒不必担心，只是略有不足罢了，死不了人。就怕一上手把到铿锵有力的脉，心中难免一惊。脉不怕弱，就怕强。激烈有劲处，就是阴阳相争处，就是有病的脉，或吃了激素的脉。给住院病人常会把到这样的脉，必须停药两天以后，才能显真象。

> 脉不怕弱，就怕强。激烈有劲处，就是阴阳相争处，就是有病的脉，或吃了激素的脉。

《灵枢·论疾诊尺》：“脉盛躁者，病温也，其脉盛而滑者，病且出也。”这句是说，脉盛大而躁动，是病情严重的温病。如果脉虽盛大但不躁动而且表现滑利的，是病邪将被驱除，正气渐复，病将痊愈的佳兆。所以，脉法可以知病进与病退，不可不学。

出现这种邪气盛、正气衰的脉，一般会有三个病证。一是痹证，“痹”有闭阻不通之义，因风、寒、湿、热等外邪侵袭人体，闭阻经络，气血不能畅行，引起肌肉、筋骨、关节等酸痛、麻木、重着、伸屈不利，甚或关节肿大灼热等为主要临床表现。二是躄证，就是腿脚不利索，应该是偏瘫这类病吧。三是寒热交杂证。

先说痹证。在《素问·痹论》中说：“风寒湿三气杂至，合而为痹也。其风气胜者为行痹；寒气胜者为痛痹；湿气胜者为着痹也。”这句就是说有三种痹症：行痹、痛痹、着痹。现代医学认为，风湿性关节炎、风湿热、类风湿性关节炎、骨关节炎、纤维织炎和神经痛等病，均属中医“痹证”范畴。《内经》指出，风寒湿三气，是痹证的由来。

风痹，就是行痹。虽有关节酸痛，但无局部红肿灼热。偏于风胜者，以关节酸痛游走不定为特征。《内经》说：“病在阳者，命曰风；病在阴者，命曰痹；阴阳俱病，命曰风痹。”

再说寒痹。寒痹的成因有五：有湿邪、体内因外伤而有瘀血、情志不舒、饮食不适、受寒。

《灵枢·贼风》说：“此皆尝有所伤于湿气，藏于血脉之中，分肉之间，久留而不去；若有所堕坠，恶血在内而不去。卒然喜怒不节，饮食不适，寒温不时，腠理闭而不通。其开而遇风寒，则血气凝结，与故邪相袭，则为寒痹。”

此外还有痛痹。久病气虚、脉大而涩，是气血不通、周身疼痛的痛痹。有偏于寒者关节痛剧，疼痛不移为特征。治疗方法是：致气以温之，血和乃止。就是用温散法。比如甘草附子汤、附子汤等。

着痹，则偏于湿胜者，以肢体酸痛重着、肌肤不仁为特征，阴雨寒冷多发作。治疗宜祛湿、和营。

再说寒热病。《灵枢》有《寒热病》一篇。我们看其开篇。寒热，即发热恶寒。本篇是指由外邪引起以发热、恶寒为主要表现的各种证候。其篇首即讨论邪气在皮、在骨、在肌等寒热证的症状及针刺方法，所以篇名“寒热病”。

皮寒热者，不可附席，毛发焦，鼻槁腊，不得汗。取三阳之络，以补手太阴。

体表寒热，皮肤疼痛不能接触床席，同时毛发枯燥，鼻孔发干，不出汗。治疗时应取足太阳膀胱经的络穴飞扬穴。（飞扬穴位于小腿后外侧，外踝尖与跟腱水平连线之中点直上七寸，当腓骨后缘处。主治头痛、目眩、鼻衄、颈项痛、腰膝酸痛、癫痫、痔疾、脚气等。）针刺此处，用来补手太阴肺经诸穴的不足（因为肺主皮毛）。

肌寒热者，肌痛，毛发焦而唇槁腊，不得汗。取三阳于下，以去其血者，补足太阴，以出其汗。

肌肉寒热，难免肌腱疼痛，毛发焦枯，唇舌干燥，不出汗。这些都是被憋的症状。应取足太阳经在下肢的络穴（还是取飞扬穴），散放出瘀血，以补足太阴经，汗就得出了。

以上说的是针法，到《伤寒论》中，基本就要用麻黄汤、桂枝汤或葛根汤了。

骨寒热者，病无所安，汗注不休。齿未槁，取其少阴于阴股之络；齿已槁，死不治。骨厥亦然。

骨骼寒热，病人烦躁不安，大汗淋漓，若是牙齿还没出现枯槁的现象，当取足少阴大腿内侧的络穴大钟穴。（大钟穴在足内侧，内踝后下方，当跟腱附着部的内侧前方凹陷处。主治咽痛、气喘、咳血、嗜卧、痴呆、足跟痛等。可直刺或艾条灸5 ~ 10分钟。）如牙齿已现枯槁，便是不治的死症。骨厥病的诊治也是这样。

骨痹，举节不用而痛，汗注烦心。取三阴之经，补之。

患骨痹的，全身骨节不能自由活动，疼痛异常，汗出如注，心中烦乱。治疗时可取三阴经的穴位，针刺用补法。

身有所伤，血出多，及中风寒，若有所堕坠，四支懈惰不收，名曰体惰，取其小腹脐下三结交。三结交者，阳明、太阴也，脐下三寸关元也。

身体被金属利器所伤，血流甚多，且又受风寒的侵袭，或者从高处跌落，以致肢体懈怠无力，这叫作体惰，治疗时可取小腹脐下的三结交，三结交，就是指胃经、脾经、任脉三经相交处的关元穴。

《灵枢·寒热病》的最后一段也很有意思，指出了治疗此等病的要点。

身有五部：伏兔一；腓二，腓者腨也；背三；五藏之腧四；项五。此五部有痈疽者死。病始手臂者，先取手阳明、太阴而汗出；病始头首者，先取项太阳而汗出；病始足胫者，先取足阳明而汗出。臂太阴可汗出，足阳明可汗出，故取阴而汗出甚者，止之于阳；取阳而汗出甚者，止之于阴。

人的身体有五个重要部位，即伏兔部、腓部、背部、五脏之腧穴部和颈项部。在这五个部位若发生痈疽，都可能致死。疾病从手臂开始发生的，应先取手阳明经、手太阴经的穴位治疗，使其出汗；疾病从头部开始发生的，应先取项部足太阳经的穴位治疗，使其出汗；疾病从足胫部开始发生的，应先取足阳明经的穴位治疗，使其出汗。针刺手太阴经穴可使汗出，针刺足阳明经穴也可使汗出，所以，取阴经穴而出汗多且不止的，可取阳经穴来止汗；取阳经穴而出汗多且不止的，可取阴经穴来止汗。

凡刺之害，中而不去则精泄；不中而去则致气。精泄则病甚而恇，致

气则生为痈疽也。

针刺的危害在于已刺中病而不去针，这样就会使精气外泄；没有刺中病就去针，这样会导致邪气凝聚。精气外泄则病情加重且身体更加虚弱；邪气凝聚，则生成痈疽。

常有人认为扎针死不了人的，把这一段读懂了，可能会明白很多事啊！

六 孤为逆，虚为从

让我们回到《玉版论要》篇最后一段。

"脉孤为消气，虚泄为夺血。孤为逆，虚为从"。如脉见孤绝，是阳气损耗；如脉见虚弱，而又兼下泄，为阴血损伤。总之，有阳而无阴，为营血消；有阴而无阳，为卫气消。凡脉见孤绝，孤为偏胜，为逆，预后都不良；脉见虚弱，虚则可补，为从，预后当好。

"脉孤为消气"。什么叫"孤"？大家一定要记住，所谓"孤"，就是要么有阳而无阴，要么有阴而无阳，总而言之就是单独的，全是阴脉，或者全是阳脉。全是阳脉的话，就是营血消散，血没了。全是阴脉的话，就是阳气消散。

中医里说到"逆"，一般都不是好事，孤为偏胜，所以为逆。所以人都怕"孤"。而"虚"，没那么可怕，虽然虚，但还没"孤"，有苗不愁长，慢慢来，今天一口粥，明天一口粥，总能把自己慢慢养起来。吃咸了，也调元气，那就先吃"素饼"，也就是白馒头，一点点吃，别急，躺着吃都成，吃完三天以后，慢慢起来扶着墙走，然后再慢慢扶着外墙走，在晒不着太阳的阴凉处眯着，如此这般，慢慢就养起来了。

脉也一样，虽然虚，别乱就成，一口气一口气地慢慢向前拱，渐渐就接续上了。就怕脉如"解索"，紧绷到极致，哗啦一下就散了，命就归西了。

关于脉法，大家可以去学王叔和《脉经》和李时珍《濒湖脉学》，但最根本的还是《难经》《内经》《伤寒论》，要想把脉学好，这几本书反复去学就可以了，绝对能学好。但也有人不是学出来的，譬如我。忽然有一天想把脉，就把什么都摸出来了，把自己还吓了一跳。后来一读先圣的书，感觉就像从自己心里流淌出来一样，心中万分喜悦。但学习《内经》和《伤寒论》，我还是下了苦功夫的。我大概既属于老灵魂，又像海边拾贝的少年，这就是我的幸福感和安全感所在。所谓老灵魂，就是虽然活在当下，但总能把远古的法器拾捡回来，终日沉浸在远古中。我用远古的法器帮助了很多人，而他们也回报了我，使我的生活极简而且干净。这大概就是老灵魂的福报吧。

“行《奇恒》之法，以太阴始。行所不胜曰逆，逆则死；行所胜曰从，从则活”。在诊脉时运用奇恒之法，从手太阴经之寸口脉来研究。就所见之脉在四时、五行来说，不胜现象（五行克我者，土部见木，为不胜。如春见秋脉，夏见冬脉）为逆，预后不良；如所见之脉是所胜现象（所胜，指我克，木部见土。如春见长夏脉，夏见秋脉），就为顺，预后就良好。

“八风四时之胜，终而复始，逆行一过，不复可数。论要毕矣”。至于八风、四时之间的相互胜复，是循环无端，终而复始的。假如四时气候失常，就不能用常理来推断了。至此，《揆度》《奇恒》的要点都论述完了。

诊要经终论

第十六

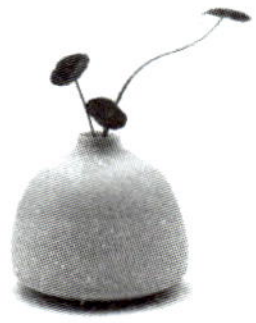

接下来我们讲《素问·诊要经终论》篇。这篇主要讲两个问题。一个是诊法要领，其中包括如何看待误治的问题。还有一个是“经终”的说法，即十二经气绝的情况是怎样的。

在讲正课之前我先说下这一篇对我的意义吧。2015年年底，我离开了北京中医药大学，进入了中关村学院。这个学校有意思，大概不知道该怎么用我吧，便问我打算讲什么。我说我只想完整地讲一部经典，《易经》《道德经》《黄帝内经》随你们挑。最后他们说要听《黄帝内经》，这，就是我要完整地讲这部经典的缘起。老天总是厚爱我，总是给我机会让我每一步都走得如此有意义。

于是，从2016年开学之初，我就开讲了。当时主要的听课人员都是中关村学院的老师。但令我惊喜的是，学校特别重视这门课，每次课都专门花钱请个速记员，把我讲的都听打下来。从这一点上看，中关村学院真的非常重视这门课，原先中医药大学那么重要的老专家比如刘渡舟、王绵之等人的课，也没见学校专门请速记员的。现在想起来，当年在北师大时，许嘉璐等诸位先生的精彩课程，也应该录制下来就好了，丝毫不比《百家讲坛》上的课程逊色。

后来我想，为什么不让更多的人听到这个课呢？于是2017年7月，我认认真真地整理文稿，在元泰堂国学讲堂平台上开讲了。当时我想着也许不会有人能持久地听这门课，毕竟完整地讲完九九八十一篇可能要很多年，估计讲完我已经垂垂老矣，真会有人一直陪我到老吗？！没想到，一开讲，有人就买了十年的课！这一下我倒没有退路了，也被大家的学习热情感动了。自那开始至今已经六年了，才讲到第十六篇，《内经》精讲至此也到了第七本。这可真是精讲啊，慢工出细活，而大家至今不减热情，足见经典之魅力。

《诊要终经论》第十六篇，是我在中关村学院讲的最后一个课程，这个课程结束于2019年12月12日。那一天我莫名其妙有点内心悲凉，我说：明年2020年是庚子年，不太好过啊。不好过的年份怎么办？塌下心来学习，给自己养养精。

也就是说，从2019年12月12日那天，我就真正告别已经奋战了31年的教学讲台（其实在此之前我已经正式办理退休，可学院希望我一直把这个课讲下去，我也知道自己退而不休，就一直坚持着）。我曾经多么热爱这个讲台！但离开和告别，又何尝不是一种荣耀！

记得那天的最后，我还送了大家一首我2019年11月17日在微博上写的诗：

《冬月》

万木皆萧瑟，世事无聊时。

竹叶曳空影，喜鹊鸣枯枝。

檐上任风扫，心下九肠迟。

归隐何须远，宅心即先知。

并不是我想隐居了，而是天地之道要让我以心为宅了，从此，我进入了真正自由的状态。也就是从《内经》第十七篇开始，我都是先讲一遍给自己听，然后再讲给大家听了，而不是像先前那样，在讲台上海阔天空了。

但我的内心，真的更安静了，也更干净了，有一种重归童年的快乐。

一

绕不过的天与地

我们进入原文。

黄帝问曰：诊要何如？岐伯对曰：正月、二月，天气始方，地气始发，人气在肝；三月、四月，天气正方，地气定发，人气在脾；五月、六月，天气盛，地气高，人气在头；七月、八月，阴气始杀，人气在肺；九月、十月，阴气始冰，地气始闭，人气在心；十一月、十二月，冰复，地气合，人气在肾。

“黄帝问曰：诊要何如？”黄帝问：如何诊断和判断病情，诊病的关键是什么？

“岐伯对曰：正月、二月，天气始方，地气始发，人气在肝”。这里面在讲什么呢？你会发现中医跟西医完全不一样，西医从来都是直接说病，而中医只要讲病，就得从天地开始，说天地阴阳，反反复复不嫌麻烦。所以，咱们也得反反复复谈这个事情。“正月、二月，天气始方，地气始发，人气在肝”。方乃正也，就是正月、二月是天气始正、地气始发的时候，人气在肝部。正月指寅月，二月指卯月，这是中国传统文化里我们必须要掌握的东西，要不然好些东西看不懂。比如《离骚》的开篇第一句“摄提贞于孟陬兮，惟庚寅吾以降”，即岁星在寅那年的孟春月，正当庚寅日那天我降生。说白了，就是屈原生于寅年（属虎）、寅月、庚寅日，屈原觉得自己的生辰有些与众不同，所以他在《离骚》中说：“皇览揆余初度兮，肇锡余以嘉名，名余曰正则兮，字余曰灵均。”意思是说：父亲看到我生辰不凡，给我起了个好名字，名叫作“平”，也就是“正则”，字叫作“原”，也就是“灵均”。照字面上讲，“平”是公正的意思，平正就是天的象征；“原”是又宽又平的地形，就是地的象征，屈原的生辰和名字正符合“天开于子，地辟于丑，人生于寅”的天地人三统之说。

正月为寅月，二月为卯月，这两个在五行排名为木，木对应的是肝。所以，这一段就讲三个问题：天气、地气、人气。天气和地气对我们的人气是有影响的，而其所谓正月、二月等，皆指阴历，十二月正好对应十二地支，正月对寅，二月对卯，寅卯五行为木。三月对辰，五行为土；四月对巳，五行为火。后面依次类推。

其具体影响见下：

“正月、二月，天气始方，地气始发，人气在肝；三月、四月，天气正方，地气定发，人气在脾；五月、六月，天气盛，地气高，人气在头；七月、八月，阴气始杀，人气在肺；九月、十月，阴气始冰，地气始闭，人气在心；十一月、十二月，冰复，地气合，人气在肾”。正月为寅月，二月为卯月，这两个在五行排名为木，木对应的是肝。三月是辰月，五行为土，四月为巳月，五行为火。所以，三月、四月天气正当明盛，地气也正是华茂而欲结实，对应人气在脾。五月为午，五行属火，六月为未，五行为土。这时天气盛极，地气上升，所以人气在头部。七月是申月，五行属金，八月是酉月，也是金。这时阴气开始肃降，对应人气在肺。九月是戌月，五行属土，十月是亥月，五行属水。这时阴气渐盛，开始冰冻，地气也随着闭藏，对应人气在心。十一月是子月，五行属水，十二月是丑月，五行为土。此时冰冻更甚而阳气伏藏，地气闭密，对应人气在肾。

所以，诊要的第一大问题是什么呢？

是天时和地利。中医永远绕不过天地，有天地，才有人，人受到天地气机的制约。

再看第二段。

故春刺散俞，及与分理，血出而止，甚者传气，间者环也。夏刺络俞，见血而止，尽气闭环，痛病必下。秋刺皮肤，循理，上下同法，神变而止。冬刺俞窍于分理，甚者直下，间者散下。春夏秋冬，各有所刺，法其所在。

由于人气与天地之气皆随阴阳之升沉，所以这一段就讲怎么顺应天地之气来治疗病症。

“故春刺散俞，及与分理，血出而止，甚者传气，间者环也”。所以，春天的刺法，应针刺经脉俞穴，及于分肉腠理，使之出血而止。“甚者传气”，指病比较重的要注意其气的传化，就是“见肝之病，当先传脾”，取穴、用药要先遏制其传变。“间者环也”，间，指快病愈的人，指轻症只在本经循环。

很多人把“甚者传气，间者环也”翻译成：病比较重的应久留其针，其气传布以后才出针，较轻的可暂留其针，候经气循环一周，就可以出针了。这种说法的问题在于：病重者，让其邪气传布到哪里？病轻者，让其气如何循环一周？所以这么讲，只是望文生义。

“夏刺络俞，见血而止，尽气闭环，痛病必下”。夏天的刺法，应刺孙络的俞穴，使其出血而止，使邪气尽去，“尽气闭环”，一般翻译成：再以手指扪闭其针孔伺其气行一周之顷。其真正内涵还是观察其气机的运行，邪气尽去。怎么知道邪气退去了呢？就是有痛症的病人不痛了，就说明邪气已退下，而人就病愈了。

夏季刺络穴，是因为夏天火气当令，心气开始生长壮大，阳气充裕流溢于体表，热气熏蒸于分肉腠理，此时针刺不要过深，邪气居于浅表部位，只要透过皮肤而病就可痊愈。

由此，我们就要知道络穴有什么作用。络穴是络脉在本经别出部位的腧穴。十二经脉各有一络脉分出，故各有一络穴，再加上任脉络穴鸠尾、督脉络穴长强穴、脾之大络大包穴，共有十五络穴。十二经脉的络穴位于四肢肘膝关节以下。

二

络穴的意义

络穴的治疗作用主要有以下几方面。1.络穴各主治其络脉虚实的病证。如手少阴心经别络，实则胸中支满，虚则不能言语，皆可取其络穴通里治疗。2.络穴可沟通表里两经，故有“一络通两经”之说。我们现在对“肺与大肠相表里”“心与小肠相表里”这些都耳熟能详了，可怎么用这个原理呢？就是要懂这个络穴，针刺络穴，不仅能治本经病，也能治相表里的经脉的病证。比如手太阴肺经的络穴列缺，既能治肺经的咳嗽、喘息，又能治相表里的手阳明大肠经的齿痛、头项疼痛等疾患。3.凡有急性炎症时，刺络穴出血，亦有良好的效果。4.络穴在临床应用时既可单独使用，也可与其相表里经的原穴配合，称为原络配穴法。

我们原先讲过《灵枢·经脉》篇，但只是讲了前半部分十二经脉。其实，在《灵枢·经脉》的后半部分，还专门讲了十五络脉的问题。这次咱们补充上。

雷公曰：何以知经脉之与络脉异也？

雷公问：怎么知道经脉与络脉的差异呢？

黄帝曰：经脉者，常不可见也，其虚实也，以气口知之。脉之见者，皆络脉也。

黄帝说：经脉在一般情况下是看不到的（除非返观内视）。经脉的虚实情况，只有在寸口把脉时才能了解到。而那些浮现在外的脉都是络脉。

雷公曰：细子无以明其然也。

雷公说：我还是不明白。

黄帝曰：诸络脉皆不能经大节之间，必行绝道而出入，复合于皮中，其会皆见于外。

黄帝说：所有络脉，都不能经过大关节之间，而行于经脉所不到之处，出入流注，再结合皮部的浮络，会合而显现于外。

故诸刺络脉者，必刺其结上，甚血者虽无结，急取之以泻其邪而出其血，留之发为痹也。

所以在刺诸络脉时，一定要刺在它聚结的地方（虽然大家不会针刺，但有结节处，也要使劲按揉加艾灸）。瘀血深入的，虽然在皮部没有结节，也应急刺、深刺，以泻其病邪，而放出瘀血，如果瘀血留在了里面，就能成为痹症（也就是这块区域会麻木不仁）。

凡诊络脉，脉色青则寒且痛，赤则有热。

大凡诊视络脉的病变，如果脉色青，就是有寒邪和有痛症；如果脉色赤，就是有热邪。

胃中寒，手鱼之络多青矣；胃中有热，鱼际络赤。其暴黑者，留久痹也；其有赤有黑有青者，寒热气也；其青短者，少气也。

胃里有寒，手部鱼际的络脉多呈青色；胃里有热，鱼际的络脉则呈现赤色。鱼际的络脉如呈黑色，就是邪留日久的痹病。如果有赤有黑又有青色的，是寒热错杂的病变。如果色青而短，为气弱、短气的征象。（这一段是讲如何从鱼际处辨病。）

凡刺寒热者，皆多血络，必间日而一取之，血尽而止，乃调其虚实。其小而短者少气，甚者泻之则闷，闷甚则仆不得言，闷则急坐之也。

凡是针刺胃中寒热的病变，都是多刺血络，一定要隔日一刺（间日就是隔日），瘀血泻完即止针，然后再察明病症的虚实。如果络脉色青而短的，是气少，过用泻法就会使患者心中烦乱，甚至跌倒，说不出话来。如出现这种心烦的情况，要赶快扶起静坐，以防跌倒。

大家一定要小心，放血疗法不是不能用，而是过度针刺放血，会使虚弱的病人出现更大的问题，甚至中风。

下面就讲十五络脉之穴及其病症表现。

手太阴之别，名曰列缺。起于腕上分间，并太阴之经直入掌中，散入于鱼际。其病实则手锐掌热，虚则欠故，小便遗数。取之去腕一寸半。别走阳明也。

手太阴肺经的别出络脉，名叫列缺。起于腕上分肉之间，与手太阴经脉并行，直入掌中，散布于鱼际。本络脉如发生病变，属实的，锐骨和手掌会发热；属虚的，就会总打哈欠并咳嗽，小便不禁或频数（所以，憋不住尿时，可以按压列缺穴）。治疗时，应取腕后一寸半的列缺穴。本络即从此别走手阳明大肠经。

在这里说一下取穴的问题。百度上说，列缺穴在人体前臂桡侧缘，桡骨茎突上方，腕横纹上 1.5 寸，当肱桡肌与拇长展肌腱之间裂隙处。是不是大家听得糊里糊涂的？听了一堆西医解剖名词，列缺穴到底是哪里，还是不知道。古代怎么取这个穴位呢？《灵枢·经脉》说：起于腕上分间，去腕半寸。《太平圣惠方》：腕上一寸，筋骨罅间宛宛中。而现场教学就更简单了：以左右两手虎口交叉，一手食指压在另一手臂骨头上，当食指尖到达之凹陷处取穴，也就是说会摸到一个小骨头缝，就是了。尿频、尿急又找不到厕所时，就使劲掐这里。

目前为止，中医院校只有一个专业还保持着传统，那就是针灸推拿专业，因为它没法建构新理论，它没法解释这个穴位对应西医的哪个方面，也就没办法不保持传统。即使这样，现在网上在说穴位位置的时候，全都是按西医的路数说了，比如桡骨、胫骨等，如果没有西医解剖知识，就找不到这个穴位。其实完全有别的方法去找穴位，比如上面所讲的列缺穴，两个虎口交叉，食指指尖所点的骨头缝里就是了。

手少阴之别，名曰通里。去腕一寸，别而上行，循经入于心中，系舌本，属目系。其实则支膈，虚则不能言。取之掌后一寸。别走太阳也。

手少阴心经的别出络脉，名叫通里。起于腕后内侧一寸陷中，别出上行，循着本经经脉入于咽中，系于舌根（所以通里穴治疗受惊吓后失语有良效），联于目系（也治头晕目眩）。如本络脉发生病变，属实的，就会使心膈间胀满不舒；属虚的，就会不能说话（因为这里系于舌根）。治疗时，应取腕后一寸的通里穴。本络由此别走手太阳小肠经，与小肠经相通，所以也可以治疗小肠疾患。

《铜人腧穴针灸图经》说，通里穴“治悲恐，目眩，心痛”。《医宗金鉴》说通里穴：“主治温病，面热无汗，懊憹，心悸惊恐。”

手心主之别，名曰内关。去腕二寸，出于两筋之间，循经以上，系于心包，络心系。实则心痛，虚则为烦心。取之两筋间也。

手厥阴心包经的别出络脉，名叫内关。在腕上内侧二寸处，别出于两筋中间，循本经上行，系于心包络。如本络脉发生病变，属于心系的实证，就会心痛；属于虚证，就会心烦。在治疗时应取腕上二寸两筋中间的内关穴。按压内关穴可以止心痛和心情烦躁。

《备急千金要方》说：“凡心实者，则心中暴痛，虚则心烦，惕然不能动，失智，内关主之。”

手太阳之别，名曰支正。上腕五寸，内注少阴；其别者，上走肘，络肩髃。实则节弛肘废，虚则生肬，小者如指痂疥。取之所别也。

手太阳小肠经的别出络脉，名叫支正。起于腕上五寸，向内注于手少阴心经；其别出的，上走肘部，再上行络于肩髃。如本络脉发生病变，属于实的，就会筋力松弛，肘部拘挛；属于虚的，就会出现赘疣，小的就像指间痂疥那样。治疗时，应取本经别出的支正穴。

手阳明之别，名曰偏历。去腕三寸，别入太阴；其别者，上循臂，乘肩髃，上曲颊偏齿；其别者，入耳合于宗脉。实则龋聋，虚则齿寒痹隔。取之所别也。

手阳明大肠经的别出络脉，名叫偏历。在腕上三寸处，别出走入手太阴肺经；它的别出之脉，上行于臂，乘肩髃，上曲颊，偏络于齿根（现在牙齿病很麻烦，尤其是齿根病，一般都要西医解决，但偏历穴给我们了一个治疗思路）；另一别出之脉，入耳中，与手太阳、手少阳、足少阳、足阳明四脉会合。如本络脉发生病变，属实的，会出现龋齿、耳聋；属虚的，会出现牙齿发冷，膈间闭塞。治疗时，可取本经别出的偏历穴。

现代常用于治疗鼻出血、面神经麻痹、扁桃体炎、前臂神经痛、耳聋、耳鸣、牙痛等。可艾灸。

手少阳之别，名曰外关。去腕二寸，外绕臂，注胸中，合心主。病实则肘挛，虚则不收。取之所别也。

手少阳三焦经的别出络脉，名叫外关。在腕后二寸处，向外绕行于臂部，注入胸中，与心包络经相合。如本络脉发生病变，属实的，会出现肘节拘挛；属虚的，会出现肘节弛缓不收。治疗时，可取本经别出的外关穴。

现代临床常用此穴治疗偏头痛、高热、神经性耳聋、肋间神经痛、落枕、急性腰扭伤等。《针灸甲乙经》说："耳焞焞浑浑，（聋）无所闻，外关主之"。《铜人腧穴针灸图经》说："治肘臂不得屈伸，手五指尽痛不能握物，耳聋无所闻"。

足太阳之别，名曰飞阳。去踝七寸，别走少阴。实则鼽窒、头背痛，虚则鼽衄。取之所别也。

足太阳膀胱经的别出络脉，名叫飞扬。在足外踝上七寸处，别走足少阴肾经的经络。如本络脉发生病变，属实的，会出现鼻塞不通，头背部疼痛；属虚的，会出现鼻流清涕或鼻出血。治疗时，可取本经别出的飞扬穴。

现代常用于治疗风湿性关节炎、肾炎、膀胱炎、痔疮、下肢瘫痪等。

足少阳之别，名曰光明。去踝五寸，别走厥阴，下络足跗。实则厥，虚则痿躄，坐不能起。取之所别也。

足少阳胆经的别出络脉，名叫光明。在外踝上五寸，别走足厥阴肝经的经络，并经下行绕络于足背。如本络脉发生病变，属实的，会出现厥逆；属虚的，会难以行走，坐下则不能站起。治疗时，可取本经别出的光明穴。

光明穴有联络肝胆气血的作用，可治疗目痛、夜盲、乳胀痛、膝痛、下肢痿痹、颊肿、视神经萎缩、视物不明等，可灸。

足阳明之别，名曰丰隆。去踝八寸，别走太阴；其别者，循胫骨外廉，上络头项，合诸经之气，下络喉嗌。其病气逆则喉痹瘁喑，实则狂巅，虚则足不收，胫枯。取之所别也。

足阳明胃经的别出络脉，名叫丰隆。在外踝上八寸，别走足太阴脾经的经络；它的别出之脉，沿着胫骨外缘，上行络于头部，会合诸经之气于缺盆中，向下络于喉咽。如本络脉发生病变，气向上逆，会出现喉中肿闭和突然音哑，属实的，就会癫狂；属虚的，就会足缓不收，胫部肌肉枯萎。治疗时，可取本经别出的丰隆穴。

现代常用于治疗耳源性眩晕、高血压、高脂血症、神经衰弱、精神分裂症、支气管炎、腓肠肌痉挛、肥胖症等。百病皆由痰作祟，所以凡与痰有关的病症都可取丰隆穴治疗。

足太阴之别，名曰公孙。去本节之后一寸，别走阳明；其别者，入络肠胃。厥气上逆则霍乱，实则肠中切痛，虚则鼓胀。取之所别也。

足太阴脾经的别出络脉，名叫公孙。在足大趾本节后一寸处，别走足阳明胃经的经络；它的别行之脉，上行入腹络于肠胃。如本络脉发生病变，厥气上逆至于肠胃，必然发生霍乱，属实的，会出现腹中痛如刀切；属虚的，会出现腹胀如鼓。治疗时，应取本经别出的公孙穴。

公孙穴是足太阴之络穴，又是八脉交会穴之一，通冲脉。在足内侧缘，当第一跖骨基底的前下方，赤白肉际处。主治胃痛、呕吐、肠鸣、腹痛、泄泻、痢疾、腹胀、食不化、脚气等。

足少阴之别，名曰大钟。当踝后绕跟，别走太阳；其别者，并经上走于心包，下外贯腰脊。其病气逆则烦闷，实则闭癃，虚则腰痛。取之所别者也。

足少阴肾经的别出络脉，名叫大钟。在足内踝后绕足跟，别走入于足太阳膀胱经的经络；它的别出络脉，与本经并行，上走于心包，再下行贯通腰脊。如本络脉发生病变，就会出现气逆烦闷，属实的，会小便不通；属虚的，会腰痛。治疗时，可取本经别出的大钟穴。

主治咽痛、气喘、咳血、嗜卧、痴呆、足跟痛等。可艾条灸5 ~ 10分钟。

足厥阴之别，名曰蠡沟。去内踝五寸，别走少阳；其别者，循胫上睾，结于茎。其病气逆则睾肿卒疝，实则挺长，虚则暴痒。取之所别也。

足厥阴肝经的别出络脉，名叫蠡沟。在内踝上五寸处，别走足少阳胆经的经络；它的别行经脉，沿本经上至睾丸，归于阴茎。如本络脉发生病变，邪气上逆，就会出现睾丸肿大并突发疝气暴痛，属实的，阴茎挺直而长；属虚的，阴部奇痒。治疗时，可取本经别出的蠡沟穴。

现在经常用蠡沟穴治疗泌尿生殖系统疾病，比如性功能亢进、月经不调、子宫内膜炎、功能性子宫出血、尿闭、疝气。

以上是十二经脉之络穴。共十二个穴位。以下是任脉、督脉络穴及脾之大包穴。加起来共十五个。

任脉之别，名曰尾翳。下鸠尾，散于腹。实则腹皮痛，虚则痒搔。取之所别也。

任脉的别出络脉，名叫尾翳。由此别出下行，散于腹部。如本络脉发生病变，实证，会腹皮痛；虚证，是谷道搔痒。治疗时，可取本经别出的尾翳穴。

尾翳穴，别名鸠尾穴、神府穴等。位于脐上七寸。按揉此穴，可以消除疲劳、治疗晕车晕船、缓解焦躁等。

督脉之别，名曰长强。挟膂上项，散头上，下当肩胛左右，别走太阳，入贯膂。实则脊强，虚则头重。高摇之，挟脊之有过者。取之所别也。

督脉的别出络脉，名叫长强。挟脊上行至项，散于头上，向下行于肩胛左右，别走足太阳膀胱经的经络，入贯于脊柱两旁。如本络脉发生病变，属实的，脊柱强直，不能俯仰；属虚的，头部沉重。治疗时，可取本经别出的长强穴。

长强穴，因督脉阳气盛而强，又是督脉初始之处，故名为长强，有自强不息之意。长强是督脉之络穴，邻近大肠，可调理大肠气机，治疗泄泻、便秘、便血。其穴居肛门局部，故又可治疗痔疮、脱肛、前列腺炎等。督脉行于脊中，为阳脉之海，本穴位通于任脉，可调和阴阳，故又可调任督之气，治疗癫痫及精神分裂症。此穴可以艾灸5分钟。

张介宾之《类经图翼》说："一经验治少年注夏羸瘦，灸此最效。"

脾之大络，名曰大包。出渊腋下三寸，布胸胁。实则身尽痛，虚则百节尽皆纵。此脉若罗络之血者，皆取之脾之大络脉也。

脾之大络，名叫大包。从渊腋下三寸别出而散布于胸胁。如本络脉发生病变，属实的，全身都感觉疼痛；属虚的，全身关节弛缓无力。这支络脉能包罗诸络脉之血。治疗时，可取本经别出的大包穴。

此处严禁针灸深刺，以防刺伤肺脏。可以按揉和艾灸5 ~ 10分钟。主治气喘、哮喘、胸闷、全身疼痛、四肢无力、食多身瘦等。每天坚持按摩该穴位，具有宽胸理气、丰胸美容的效果。

凡此十五络者，实则必见，虚则必下，视之不见，求之上下。人经不同，络脉异所别也。

以上这十五络脉，邪气盛实则血液充满脉中明显易见，正气虚则络脉必陷下而看不见，应当上下仔细寻求。由于每人的经脉不同，络脉也一定有所差异。

至此，《灵枢·经脉》篇就讲全了。

三

正治与误治

咱们接着讲《诊要经终论》。

秋刺皮肤，循理，上下同法，神变而止。

秋天的刺法要浅刺，顺着肌肉腠理而刺，上部或下部都用同样的手法，观察其神色转变而止。

同样是关于秋天针刺，《素问·水热穴论》篇中说：

帝曰：秋取经俞，何也？

黄帝问道：秋天针刺，要取经穴和俞穴，是什么道理？

还记得先前讲的“井荥输经合”五输穴吧，“秋取经俞”，指的就是秋天治疗要从经穴、俞穴下手。

其中，“输穴”多位于掌指或跖趾关节之后，喻作水流由小而大，由浅注深，是经气渐盛，由此注彼的部位，即“所注为输”。“俞主体重节痛”，即，俞穴有解决身体沉重、疼痛的作用。“体重”就是湿气重，太阴不足运化，阳气也虚弱不能化湿。

而“经穴”多位于腕踝关节以上，喻作水流变大，畅通无阻，是经气正盛运行经过的部位，即“所行为经”。“经主喘咳寒热”，喘咳寒热，属于正气与邪气相争之症，经穴有贯通之力，可以帮助正气，祛邪外出。

岐伯曰：秋者金始治，肺将收杀，金将胜火，阳气在合，阴气初胜，湿气及体，阴气未盛，未能深入，故取俞以泻阴邪，取合以虚阳邪，阳气始衰，故取于合。

岐伯回答说：秋气当令，肺气开始收敛肃杀，金气、肺气起来了，它可能会反侮其火，也就是反侮心脏。这时阳气在经脉的合穴，而阴气初生，遇湿邪侵犯人体，此时阴气未至太盛，不能助湿邪深入，所以此时针刺取经的“输穴”以泻阴湿之邪，取“合穴”以泻阳热之邪。此处，岐伯认为该取“合穴”而不是“经穴”，他进一步的解释是：由于阳气开始衰退而阴气开始太盛，所以不取“经穴”而取“合穴”。

因为“合主逆气而泄”。合穴主管逆气，逆气就是不顺，就是往相反方向走。比如胃主降，胃气上逆，就是呕、吐。这时就针刺胃经的合穴足三里，人就不呕吐了，就是把这个逆气泄掉了。解决这个问题，靠的就是合穴的力量，合穴的实力，如同江河湖海，能运化，能枢转，能把逆上去的降下来。

我们再回到《诊要经终论》原文。

冬刺俞窍于分理，甚者直下，间者散下。春夏秋冬，各有所刺，法其所在。

冬天的刺法应深刺，取俞穴关窍于腠理之间，病重的可直刺深入，较轻的，可左右上下散布其针，而稍宜缓下。春夏秋冬，各有所宜的刺法，须根据气之深浅，而确定刺的部位。

针刺法就是要明白什么时候扎荥穴，什么时候扎输穴，或扎合穴，全在医理，不可乱来。

咱们接着讲下一段。

春刺夏分，脉乱气微，入淫骨髓，病不能愈，令人不嗜食，又且少气。春刺秋分，筋挛逆气，环为咳嗽，病不愈，令人时惊，又且哭。春刺冬分，

邪气着藏，令人胀，病不愈，又且欲言语。

这是开始讲误刺后会出现的问题。跟吃药误下后的情形是一样的。上一段讲的是春夏秋冬正确的刺法，这一段讲的是错误的刺法导致的严重后果。

“春刺夏分，脉乱气微，入淫骨髓，病不能愈，令人不嗜食，又且少气”。现在把“春刺夏分”一般都翻译成“如果春天刺了夏天的部位”，对不对呢？我看不太对，可以翻译成：春天取错了俞穴，抑制了夏天般的生长之机，就会伤了心气，因为夏气在心。永远要记住，《内经》讲春夏秋冬，不仅仅是节气的问题，更是生长化收藏的问题。春天误伤了夏气，就会导致脉乱而气微弱，邪气深入浸淫于骨髓之间，病就很难治愈。伤了心气，心火微弱，火不生土，人就可能不思饮食，而且胸闷气短。

大家要记住这篇开篇就是讲天气、地气、人气，如果不小心忤逆了这个气，就治错、治坏了，这个气就是生长化收藏。比如春天本来应该应在肝胆，却误下在心，伤害了夏之生长之机，后果就是“脉乱气微”。心乱以后，为什么病邪会侵入骨髓呢？因为心和肾同为少阴，伤此必伤彼。心主血脉功能一乱，则不能火生土，脾胃就败了，就令人不嗜食，且气短。

《内经》前几篇都在讲医理，讲春夏秋冬，到这里，还讲春夏秋冬，但内涵已全然不同，这时要结合具体临床了。病人是不知道医生治对了，还是治错了的，但从现在开始，病人应该能明白些了，治错了，是有表象的，这表象一是看脉，二是看症状，脉象就是“脉乱气微”，症状就是“人不嗜食，又且少气”。

把这第一句解释清楚了，后面就容易看了。

“春刺秋分，筋挛逆气，环为咳嗽，病不愈，令人时惊，又且哭”。如果春天误伤了秋天的收敛气机，就伤了肺气，春病本在肝，肝病一般发为筋挛、气逆，因误刺而伤肺，则发为咳嗽，病就难以治愈。这种误治造成的症状就是：人动不动就有惊吓感，这是肺金弱，克不住肝木，肝主惊；并且爱哭，因为忧伤肺，且肺金不能克肝木，肝液为泪。从这里可以看出，有没有治错，都可以通过病象来知道，如果这个人治疗后，变得一惊一乍的，天天在那抹眼泪，那就是治错了。至于怎么治错的，你也要明白。

“春刺冬分，邪气着藏，令人胀，病不愈，又且欲言语”。如果春天误伤了冬藏之气，就会邪气深入脏腑，肾气伤，就会使人胀满，其病不但不愈，肝气一伤，肝魂散落，人失神烦躁，肾精一伤，人则谵语。

以上是春天误治造成的恶果。

夏刺春分，病不愈，令人解堕。夏刺秋分，病不愈，令人心中欲无言，惕惕如人将捕之。夏刺冬分，病不愈，令人少气，时欲怒。

这一段讲夏季误治的后果。

“夏刺春分，病不愈，令人解堕”。如果夏天误伤了春天的生机，即伤了肝气，病不仅不能愈，还会使人精力卷怠。

为什么会这样呢？因为肝主筋，筋一伤，人就会无力。无力分好几种，大家仔细去琢磨，比如肺气虚也是无力，这种无力主要是懒，一动就气喘。筋伤了，叫懈堕，就是有劲儿使不上，动不了。

“夏刺秋分，病不愈，令人心中欲无言，惕惕如人将捕之”。如果夏天误伤了秋天的收敛之机，即伤了肺气，病不仅不能愈，反而使人默默不欲言，肺金受伤，肾则失其母，肾主恐，所以人会时时惊恐，惕惕然好像总有人要抓自己的样子。

“夏刺冬分，病不愈，令人少气，时欲怒”。如果夏天误伤了冬藏之气，就伤肾气，病不仅不能愈，还会使精不化气而少气，水不涵木而时常要发怒。

下面是秋季的误治。

秋刺春分，病不已，令人惕然欲有所为，起而忘之。秋刺夏分，病不已，令人益嗜卧，又且善梦。秋刺冬分，病不已，令人洒洒时寒。

“秋刺春分，病不已，令人惕然欲有所为，起而忘之”。如果秋天误伤了春之生机，肝气则受伤，病不仅不能愈，反而会肝气上逆，成日惕然不宁，又因肝血不足而善忘。

“令人惕然欲有所为，起而忘之”这句，写得特别生动。这是伤肝后肝气不足的表现，惕然使人心乱，“欲有所为”，是总觉得有什么事，“起而忘之”，可是一起身，就忘了该做什么事了：什么事来着，什么事来着？愣是想不起来。肝气不足，人就会出现这种情况。关于善忘，一是因为心血不足，二是因为肝气不足。心和脑子是连通的，所以“心之官为思”，但把心血往上带的，是肝胆气，这就叫“木生火”。为什么有一种治疗高血压的做法是治肝胆？就是因为肝胆才能把气给带上头，如果肝胆没劲了，血压倒是能下来，但会产生一个新毛病，就是善忘，什么都记不住了，还容易胆小害怕。所以正确的治法是收敛肝胆气，而不是灭肝胆火。

▶ 关于善忘，一是因为心血不足，二是因为肝气不足。

关于善忘，我可真有体会，尤其是被迫学习时，真的记不住。记得考研究生时，要考外语，真是愁死我了，刚刚背了单词，起身就忘了。关键是还得考英文写作，而且28分才及格。最后跌跌撞撞去考了，只能说是老天厚爱我，不让我耽误工夫，最后我是总分60分，作文28分，玩了个心跳！若是总分70分，作文27分，依然是不及格啊！所以大家知道我为什么不喜欢考试了吧，我爱学习，但我不喜欢上学、不喜欢考试，只要是死记硬背的，我就很难过关。可是《黄帝内经》这么难的东西，我从来不背，却能张嘴就来。所以大家真别逼孩子，是不是“尖子生”不重要，能快活地活着，坚持做自己喜欢的事才重要。

“秋刺夏分，病不已，令人益嗜卧，又且善梦”。如果秋天误伤了夏之生长之机，就伤心气，病不仅不能愈，心气伤，火不生土，脾湿重，人就嗜卧；心不藏神，人就多梦。

嗜卧，就是特别爱躺着，因为火不生土，脾弱湿重，人就特别懒。伤了心气，人就爱做梦。梦的产生有四。一是肝不藏魂，多梦见植物、山林，还有人总梦见自己飞。二是肺魄不降，多梦见兵器、杀戮打斗，或梦见考试、被追、滑下山坡、跌落悬崖等。三是心有所思，夜有所梦。心里白天挂念什么事，晚上就能梦见这事了。四是脾湿重，会有梦魇，体不能动，会心惊或憋闷而起。

“秋刺冬分，病不已，令人洒洒时寒”。如果秋天误伤了冬藏之机，就伤肾气，病不仅不能愈，而且因为肾不闭藏，血气内耗，人会时时发冷。

最后是冬季的误治。

冬刺春分，病不已，令人欲卧不能眠，眠而有见。冬刺夏分，病不愈，令人气上，发为诸痹。冬刺秋分，病不已，令人善渴。

“冬刺春分，病不已，令人欲卧不能眠，眠而有见”。如果冬天误伤了春之生发之机，就伤了肝气，病不仅不能愈，因为肝气衰少，魂不藏，使人虽困倦而又睡不着，即便入睡，也是噩梦翩翩。

这应当是失眠当中最难受的，最主要问题在肝气衰少，肝血虚，和魂不藏，所以《伤寒论》中有当归四逆和酸枣仁汤。什么叫治错了？如果扎完针，得了一个新毛病，你就老想躺着，又睡不着，这就是肝气衰少。人睡不了觉实际上跟肝是有很大关系的，一个是肝魂不收，一个是肝血不足。肝血不足的人，躺得住，安静，不爱动，不会闹腾。肝魂不收的人，就容易躁，在床上来回翻腾。

“冬刺夏分，病不愈，令人气上，发为诸痹”。如果冬天误伤了夏之生长之机，就伤了心气，病不仅不能愈，反使人血气发泄，而邪气闭痹于脉，发作成各种痹证。

因为心主血脉，伤了心血，则皮毛筋骨不得血养，则痹，也就是先酸痛，后麻木，最后麻木不仁。

“冬刺秋分，病不已，令人善渴”。如果冬天误伤了秋之收敛之机，就伤了肺气，病不仅不能愈，又因肺与大肠相表里，肺伤，则大肠经气伤，大肠主津所生病，如此津液不生，使人常常作渴。

在医疗中，最怕误治。大家现在都有我那本《伤寒论》解读了，虽然我鼓励自救，但也是要让人懂医理、药理，而不是让你乱服药、乱试药。因为一旦误治了，就很难挽回。还有些人呢，一是嫌求名医路途远，二是怕花钱，所以先随便找个医生看一年，如此，若治错了还不知赶紧止损而放手换人，就有可能拖延成重症而不可救。比如有卵巢囊肿者，已经停经，还自行决定先吃激素，让月经来了后再找中医，这就不只是糊涂了，靠激素来的月经是正常的月经吗？！如此下去，病必不可救！

还有，我说过，学《伤寒论》，进门容易，出徒难。比如说发热，有好多方子可以治，桂枝汤、麻黄汤、葛根汤、小柴胡汤、小青龙汤、四逆汤、白通汤、理中汤、五苓散等，别说普通百姓了，就是中医院校毕业的医生都未必能拿得准该吃哪个方子。再者，我就是把方子都抄给你，你也未必敢喝。退一步说，我可以告诉你几个方子，但是我没法替你选择，因为咱们彼此之间没有高度信任，你胡乱问，我也没必要为你担责，更不能草率回答，出了问题算谁的呢？！这就是学《伤寒论》难的地方。

有人说，“我试着吃可以吗？”当然不可以！是四逆汤证而误下了桂枝汤，是会死人的。所以，有病，该找医生就找医生，别自己胡来。有人说：“一服桂枝汤才块八毛的，我花了几百元诊费才得到，亏死了。”唉！账不是这么算的，命比钱贵。病若一开始治错了，后面花的钱就可能以万计了。

还有人问：“在喜马拉雅的课上，您只讲伤寒的方子和《伤寒论》里的剂量，为什么在《伤寒论》解读一书中，却给出了基础用量？”

其实，这关系到一个做人的问题。在喜马拉雅上讲《伤寒论》，大家只是初学，基础还不牢固，这时如果给出剂量，一旦大家莽撞，很可能会用错。等出书时，大家可以精研。再者，我那是按国家药典规定，给出了每个方子的剂量，那个量既不是张仲景的量，也不是我的量，那是国家药典的量，是一个安全用量。但大家一定要记住，即便是安全用量，也不能误下，误下后，比如三阴经证误用了三阳经证的方子，还是会出危险的。但你读过书后，明白了医理、药理，再找医生看病，看到对方的方子，心里也能明白一些，就算是没白听课和读书。有这么本书，有这个安全用量，放在家里，随时琢磨琢磨，心里渐渐能生出喜悦吧。

这世上，最好是我为你着想，你也体谅我的苦衷，这样才有好的结果。

还有一点，这几年我做的工作都是先讲经典，后出书，听书不费力，对照着看书则更精准。《伤寒论》解读一书也是先录音、后出书，同时，出书时内容也有增加，所以但愿有有心人，能够把录音内容和书对照整理一下，标注好后，出一页文案，我贴到微博里，以便大家可以对照着看和听。

现在好多人啊，一是被病困住了，二是被钱困住了，其实也就是被一个观念困住了。人，不怕穷，成天穷乐呵着，也能省了看病的钱。成天忧虑烦恼，不学习、没情趣，钱再多，人生也是无底、黑暗的洞。哪种生活最好呢？简单、再简单，最好什么事都当下了，别留累赘。

还有的病人一进门就说："您若治好了我的病，分一半家产给您！"医生若信了这话，或贪求人家家产，这病也就没法治了。医生最好的品德是不媚俗，一是在人情上别媚俗，别受诱惑于任何花言巧语，二是在医术上别媚俗，正行勿问，别被病人带着跑，别病人一发症状，一哭一闹，你就吓住了，不敢坚持正行的医生也不是好医生。

但目前很让我难受的一点是：中药材越来越贵，原先只是贵重药材贵，不用就是了，可现在普通药材也价钱越来越高，这让我每次开方时总是反复掂量：既要能治愈疾病，还要让病人吃得起，愁煞人也！所以啊，大家还是好好学习"十二经脉"，以及多练习易筋经、八段锦吧，省下钱来好好享受生活，也别让医生发愁。

四

针刺之道

下一段，讲刺之道。

凡刺胸腹者，必避五藏。中心者，环死；中脾者，五日死；中肾者，七日死；中肺者，五日死；中膈者，皆为伤中，其病虽愈，不过一岁必死。刺避五藏者，知逆从也。所谓从者，膈与脾肾之处，不知者反之。刺胸腹者，必以布憿著之，乃从单布上刺，刺之不愈，复刺。刺针必肃，刺肿摇针，经刺勿摇，此刺之道也。

“凡刺胸腹者，必避五藏”：前胸和腹部，针刺时一定要避开五脏。为什么要避开五脏？因为五脏是藏精神魂魄的地方，我们讲过五脏神，乱了神明，后面再怎么下手，也生死过半了。所以《内经》讲究针刺多取五腧穴，大多在肘以下、膝关节以下，而避开五脏及腹部，因为腹部也是人体神经密集的地方，要谨慎从事。这个太重要了。那如果针刺不避开五脏会怎样？会死人。于是下面就说：

“中心者，环死；中脾者，五日死；中肾者，七日死；中肺者，五日死”。“中心者”这个“中”是四声，是说假如中伤了心脏，“环死”，这个“环”不是经气环身一周的意思，而是马上死。假如中伤了脾脏，五日便死；假如中伤了肾脏，七日便死；假如中伤了肺脏，五日便死。

后文有一篇《四时刺逆从论》说：

刺五藏，中心一日死，其动为噫；中肝五日死，其动为语；中肺三日死，其动为咳；中肾六日死，其动为嚏欠；中脾十日死，其动为吞。刺伤

人五藏必死，其动则依其藏之所变候知其死也。

即，如果针刺误中了五脏，刺中心脏一天就要死亡，其变动的症状为不断地噫气；刺中肝脏五天就要死亡，其变动的症状为多语；刺中肺脏三天就要死亡，其变动的症状为咳嗽；刺中肾脏六天就要死亡，其变动的症状为打喷嚏和哈欠；刺中脾脏十天就要死亡，其变动的症状为吞咽之状。刺伤了人的五脏，必致死亡，其变动的症状也随所伤之脏而又各不相同，因此可以根据它来测知死亡的日期。

这段同上文略有不同，但其大意相同。那么大家会有一个疑问，同样是《素问》里的篇章，为什么说法会有不同？我们说过，《黄帝内经》这本书是很多篇章集结而成的，所以会出现前后有所不同的现象。比如这一篇没说中肝者几日死，而《四时刺逆从论》中说："中肝五日死。"临床上，在《华佗传》中有一句："刺不得胃管（中脘），误中肝也，食当日减，五日不救。"果然病人五天后就死了。看来中肝五日死是对的。

接着讲原文。

"中膈者，皆为伤中，其病虽愈，不过一岁必死"：中伤膈的，也属于伤中、伤五脏，当时病虽然似乎好些，但不过一年，其人必死。

我们在《灵枢·经脉》篇里讲过膈的问题，跟膈密切相关的经络有：肺经"上膈属肺"，大肠经"下膈属大肠"，胃经"下膈，属胃络脾"，脾经"上膈"，心经"下膈络小肠"，小肠经"下膈，抵胃"，肾经"从肾上贯肝膈"，心包经"下膈，历络三焦"，三焦经"下膈，循属三焦"，胆经"贯膈"，肝经"上贯膈，布胁肋"。如此看来，十二经脉只有膀胱经没有言"膈"，其余都与膈相关，可见任何一个脏器的病变都会引发膈对人体的影响。正是因为心肺在膈上，肝肾在膈下，脾在膈中，五脏之气同受膈气，所以，伤膈就是伤五脏。

“刺避五藏者，知逆从也。所谓从者，膈与脾肾之处，不知者反之”：针刺胸腹注意避免中伤五脏，主要是要知道下针的逆从。所谓从，就是要明白膈和脾肾等处，应该避开；如不知其部位不能避开，就会刺伤五脏，那就是逆了。

“刺胸腹者，必以布憿著之，乃从单布上刺，刺之不愈，复刺”：这句话里的“憿”是一个多音字，有 jī 和 jiǎo 两个读音，读 jī 时，是快速的意思；读 jiǎo 时，用于“憿幸”和“憿憭”两词，所以这里应该读jī。这句话是说，指凡刺胸腹部位，应先用布巾快速覆盖其处，然后从单布上进刺。如果刺之不愈，可以再刺，这样就不会把五脏刺伤了。

说心里话，这句我没搞懂，只能从字面解释了。按理说，这有点像针刺胸腹前，身上盖个被单，是不见人胸腹之意，然后隔着被单针刺。其实这个也常见，我见过的高手，都能隔着棉裤扎针呢，那得指力特别好，是练功练出来的。从这一段看，胸腹还是可以针刺的，但非高手不为也，咱们还是小心为上吧。

其实，我已经反复讲过，虚者不扎针，可有人已经很虚了，还是乱扎针，最后把自己扎得夜夜失眠、胸闷气短。不是说不能扎针，而是扎针必须找到高手，取穴少、功力深的，可用。太虚的人，最好避免扎针和刮痧这种开放式的治疗，这时要藏、要养，禁不起耗散了。

“刺针必肃，刺肿摇针，经刺勿摇，此刺之道也”：在用针刺治病的时候，必须注意安静严肃，如刺脓肿的病，可以用摇针手法以出脓血；如刺经脉的病，就不要摇针。这是刺法的一般规矩。

五

高手在于候气

针刺时讲究候气是个大法，许多人只是学穴位、学扎针，没有人传授候气法，就属于无效操作。学中医，尤其是学针灸，不练功不成，不练功就不知气脉之运行，也不知躲避病气，久之，医生也会生病。现在人理解的行针候气法，是进针后医者在针上施以各种行针手法，以促使气至和等候气至的方法。即，进针以后，为了达到治疗疾病的目的，必须使病人于针下产生感应，也就是针感，为此则施以各种操作手法，叫作行针，也叫运针。行针的目的是为了促使针刺感应的产生，古称“气至”，即经气到来的意思。

但真正的“候气法”，比上面说的要高级。所谓“候气”，要先知“日之寒温，月之虚盛，四时气之浮沉，参伍相合而调之，工常先见之，然而不形于外，故曰观于冥冥焉。通于无穷者，可以传于后世也，是故工之所以异也”。也就是医生一定要懂得，对日之寒温、月之盈亏、四时气候之浮沉等进行综合分析，做出判断，然后进行调治。因此医生对于疾病，每有先见之明。这时疾病并未显露于外，所以说这是观察于冥冥。能够运用这种方法，通达各种事理，他的经验就可以流传于后世，这是大医不同于一般人的地方。

更具体的候气法在《素问·离合真邪论》篇中。

夫邪去络入于经也，舍于血脉之中，其寒温未相得，如涌波之起也，时来时去，故不常在。

当邪气从络脉而进入经脉，留舍于血脉之中，这时邪正相争，或寒或温尚未相合，所以脉气波动，忽起忽伏，时来时去，无有定处。

故曰方其来也，必按而止之，止而取之，无逢其冲而泻之。

所以说诊得邪气刚刚到来，必须按而止之，阻止它的发展，但不得正逢其冲而泻之。即敌人强大时，要知躲避。

真气者，经气也。经气太虚，故曰其来不可逢，此之谓也。

真气，就是经脉之气，邪气冲突，真气大虚，这时用泻法，反而使正气更虚，即邪气正冲之时，不用泻法，就是指此而言。

故曰候邪不审，大气已过，泻之则真气脱，脱则不复，邪气复至，而病益蓄。故曰其往不可追，此之谓也。

因此，诊侯邪气而不能审慎，当大邪之气已经过去，而这时用泻法也不成，反而使真气虚脱，真气虚脱，则不能恢复，则邪气益甚，那病更加严重了。所以说，邪气已经随经而去，也不可再用泻法，就是指此而言。

不可挂以发者，待邪之至时，而发针泻矣，若先若后者，血气已尽，其病不可下。

阻止邪气，使用泻法，是间不容发的事，须待邪气初到的时候，随即下针去泻，在邪至之前，或在邪去之后用泻法，都是不适时的，非但不能去邪，反使血气受伤，病就不容易退了。

故曰知其可取如发机，不知其取如扣椎。故曰知机道者不可挂以发，不知机者扣之不发，此之谓也。

所以说，懂得用针、用药的，像拨动弩机一样，要当机立断，机智灵活，不善于用针的，就像该发弩机而扣机不发，错失良机。所以说，识得微妙机宜的，刹那时毫不迟疑，不知机宜的，纵然时机已到，亦不会下针，就是指此而言。

其实，所有的治疗学都有这个“得气”和把握“气机”的问题，高手和低手的差异就在于此。低手因为不明气机，所以以为多扎穴位、多开药，总能瞎猫碰上死耗子，而高手，就能把握时机、当机立断、四两拨千斤。

后面我们会有很多篇章是专门讲刺法，所以这里就不多说啦。

六

十二经气绝之象

我们看这一篇的最后一段。上面讲了针刺正治、误治以及刺法的问题，这些都是“诊要”。下面要讲一下“经终”的问题，即十二经气绝的表现，其实这个，也属于“诊要”。

帝曰：愿闻十二经脉之终奈何？

黄帝问：我想知道十二经气绝的情况是怎样的？

岐伯曰：太阳之脉，其终也，戴眼，反折，瘈疭，其色白，绝汗乃出，出则死矣。

岐伯回答说：太阳经脉气绝的时候，病人两目上视，身背反折，手足抽搐，面色发白，出绝汗，绝汗一出，便要死亡了。

“戴眼”，就是翻白眼。“反折”，就是身体后仰。这有点像癫痫发作。“瘈疭”，筋急为瘈，筋缓为疭，所以“瘈疭”就是抽搐，再加上脸色苍白，就全然是癫痫发作的症状了。为什么膀胱经会出现这些症状呢？看一下足太阳膀胱经循行就清楚了，“膀胱足太阳之脉，起于目内眦，上额交巅……从巅入络脑……挟脊抵腰中”，膀胱经受损，就会引发脑病以及反弓、抽搐、大脑失智等症。

大家总想让孩子智力好、情商高，总想找“聪明丸”，却不知按摩孩子后背的好处。对于小孩，最好的养智力的方法就是推拿，爱抚后背。可惜现在做父母的都没有耐心，宁可天天拿着手机，也不愿多抱抱孩子。爱抚孩子后背时，最好胸贴胸，然后用温暖的手摩挲孩子的后背，必须是自然而然的、充满爱意的，不是非要治病的那种按摩，而是摩挲。小孩都是很干净很单纯的，能从温暖中感受到你的爱。

我们虽然讲了五年的《内经》了，大家有没有肉体的觉醒呢？如果没有这种觉醒，就永远不知道这种感觉有多美。你在学习的过程中，有没有过一次，闭着眼睛爱抚自己的脸庞？希望你的回答是“有”，否则你的肉身白跟了你一辈子，除非病了痛了，你才想起自己的肉身，还是残破的肉身，而在你最美好的时光里，你从来没好好地爱过它，体悟过它，这是多么遗憾的事啊。男人的粗暴为什么会让人绝望？就是因为女人把最美好的生命奉献给他，他却油之、烹之、食之，最后又撇之……把女人那点幸福感都消磨光了。

所以现在好多女人喜欢把时光消磨在按摩院里。但很多按摩院只知按，不知摩，这就是问题，就是不懂如何让你的肉身绽放，让你的每一个细胞感动。什么叫治愈啊？当你吃完药以后发生了感动，才叫治愈。如果你浑然不觉，就还在麻木中，只有突然有了感动，感觉到每一个细胞都在复活，才是病愈的开始。

“绝汗乃出”，绝汗，病证名，又称脱汗，是真气将败绝时出的汗，为病危时阴阳离决的见症之一。《灵枢·经脉》：“六阳气绝，则阴与阳相离，离则腠理发泄，绝汗乃出。”常见以下几种类型：冷汗淋漓如水，又称亡阳之汗；热汗黏而如油，又称亡阴之汗。在这里冷热判断的标准是体表的冷热，而非汗液的冷热。绝汗一出，人便要死亡了。

再说癫痫发作。我童年时最好的一个朋友，又有小儿麻痹，又有癫痫。据说她妈妈在怀她的时候，撞上了她父亲的出轨，所以《内经》有一种说法，说癫痫是母亲怀孕时受到惊吓的胎里病。印象最深的一次，我们俩在阳台上玩羊拐，玩着玩着她突然犯病了，先是两眼发直，然后突然后翻，身体抽搐、口吐白沫，发出奇怪的叫声（这些就是前面所讲的戴眼，反折，瘈疭）……那时我也就五六岁吧，你可以想象我当时受到的刺激。她把门口全堵住了，我根本冲不出去，只好绝望地抓住阳台栏杆，看着外面，那一瞬间我第一次生出对人生的绝望，而且无处可逃……我想我的早慧就是这么吓出来的吧。后来再跟她玩的时候，我一定先选好逃跑路线，但还是落下个毛病——总是怕人追，只要看到腿脚不利索的人，我脑子就凌乱。后来听说她18岁就死了，便知道这个病折寿。再后来，治愈了几个癫痫病人，心里的阴影才彻底消除。而且，但凡有癫痫病人，我都不忍拒绝，这也算是我对少年玩伴的一种纪念吧。

少阳终者，耳聋，百节皆纵，目瞏绝系，绝系一日半死，其死也，色先青白，乃死矣。

少阳经脉气绝的时候，病人耳聋，遍体骨节松懈，两目直视如惊，到了目珠不转之时，一日半便要死了；临死的时候，面色先见青，再由青色变为白色，就要死亡了。

因为“胆足少阳之脉，起于目锐眦，上抵头角，下耳后……其支者，从耳后入耳中，出走耳前”，所以耳朵的病，跟胆经密切相关。现在外面治耳病都从肾治，就是没有学习经典。而少阳胆最怕寒邪憋住，所以感冒就会造成耳聋耳鸣。

“百节皆纵”，是“胆主骨所生病”，胆病，肢体百节都出问题。有人说她奶奶100岁了，成天就干一件事——踢腿，有用没用？太有用了，手足天地机，人老腿先老，所以踢腿肯定管用。有人说那我踢腿是不是也能活到100岁？不见得。凡是长寿的，心态都好：天下再乱，我得先吃饱，儿孙自有儿孙福，我才不管那么多呢。她不需要什么养生知识，她懂得生命之道，这个比养生之道要重要。

有人总劝我，说老百姓就想知道怎么养生，你给他讲《黄帝内经》原文干吗？这种说法太小瞧人了。凡是能在元泰堂国学讲堂平台上一直跟下来的，一定不是只求养生，他一定求明白、求悟道。朝闻道，夕死可矣，这种大快乐非养生之道可比。

“目瞏”，指整个的眼圈发青、发黑。我们在临床上经常看到这样的病人，其实也是胆气被憋。然后“目瞏绝系”，就是整个眼圈全乌黑了，眼睛也塌陷了，很快就会死。“其死也，色先青白，乃死矣”，青为肝邪上犯，白为肺色，金克木时人就死掉了。旧社会遇到这种情况就是死，就无法救了。

阳明终者，口目动作，善惊，妄言，色黄，其上下经盛，不仁，则终矣。

阳明经脉气绝的时候，病人口眼牵引歪斜而瞤动，时发惊惕，言语胡乱失常，面色发黄，其经脉上下所过的部分，都表现出盛躁的症状，由盛躁而渐至肌肉麻木不仁，便死亡了。

看以上症状，都像是足阳明胃经的问题，足阳明胃经走面部。胃寒严重了，就是挤眉弄眼。所谓少儿多动症，就是老眨眼、嘴巴动作多，眼睛动作多，就是“口目动作”。大人呢，就更严重了，就是中风，口眼歪斜、抽搐。

“善惊，妄言”，就是木克土。“色黄”，也是脾胃病。

在这里补充说一个病：泌乳素高。《灵枢·经脉》篇里忘讲了。胃经走乳中穴，所以乳房的问题是胃的问题。如果不在哺乳期的妇女突然发现乳头出现溢乳，去医院一查，泌乳素高，就会被医生吓到，因为泌乳素是脑垂体分泌的激素中的一种，泌乳素升高，医学上称作高泌乳素血症。这是一种下丘脑—垂体—性腺轴功能失调性疾病，其主要症状为月经量明显减少、月经稀发甚至闭经、不孕、溢乳、更年期症状等。泌乳素过高还会使卵巢对促性腺激素失去应有的反应能力，雌激素、孕激素合成因而明显减少，使在受孕过程中起重要作用的雌激素呈现低水平状态，直接影响孕育功能。而剧烈运动、创伤、手术、性交、高蛋白饮食等均能促进垂体泌乳素的分泌。人的情绪变化，包括抑郁或急躁、惊恐、应激状态等，也可直接引起泌乳素的分泌增加。

此外，垂体部位的各种肿瘤也是泌乳素升高的一个原因，还有不当的服药等。总之，出现这个问题后，要多方面查找原因。但中医按经脉而言，就是脾胃的问题。我还真按照这个思路治疗过几个，只吃中药，很快就解决了。所以，有问题别怕，只要思路对，问题就好解决。

十二经脉中，有三条经脉最重要，前面一条胃经，后面一条膀胱经，旁边一条胆经，弄懂了这三条经脉，会清楚很多问题的所在。

说到脾胃，还有一个病很难办，就是股骨头坏死。有个姑娘说她二十几岁就股骨头坏死了，已经拄双拐走路。我问是怎么走到这一步的，她说20岁时在医院查出患上了红斑狼疮，上了大量激素治疗，两年后就拄拐了。使用激素属于重调元气，元气藏于肾，肾主骨，胆又“主骨所生病”，伤胆就伤生机，脾胃走股骨头，脾胃运化不足，无以生精，诸多问题叠加在一起，就是股骨头坏死的原因。所以我现在只要治疗红斑狼疮，第一步就是要求病人先停激素。可是如果没听过课的人，就不敢停，这个病就没办法往下治了。

这么说吧，现在好多病中医不好治也与此有关，就拿停西药的问题来说，高血压药，不许停；降血糖药，不许停；抗抑郁药，不许停；激素，要慢慢停……

老百姓怕吓唬，一听红斑狼疮、白血病、肺结节这些词，就已然吓得魂飞魄散，哪敢停药啊。我有个学员的母亲80岁了，尾骶骨着了凉，到医院一查，说疑似骨转移。家人一听就崩溃了，老人顿时也走不动了。后来找到我，我详细问了病情后，开了七服甘草附子汤，一服下去，老人就能下楼做饭了。

现在看病难，还有一个问题：过去是年轻人元气足、好得快，老年人元气虚、好得慢，现在还真未必是这样。现如今，好多年轻人元气已经伤得一塌糊涂——每天熬夜，连续几天没日没夜打游戏，就等于在重调元气，再每天不正常饮食，又对医药无知，一旦感冒发烧，就大把吃药，有可能一下子就要了命。所以现在可能18岁的救不起，因为邪气可能直入脏腑，元气可能一下子调空，而58岁的倒可能能救过来，因为58岁的人已经不敢“作”了。

七

自古就有『诈病』

古代还有一种病，叫“诈病”，就是实际上没有病，但自述有发病的症状。身体健康的人假装患有某种疾病，一般都是为了达到某种目的。广义的诈病既包括夸大病情，指某人虽然患有某种疾病或某处受伤，但故意夸大原有病情，有过多的主诉症状，夸大体征，也包括在临床上对治疗不配合，暗示治疗无效等。这也是医生在看病时要仔细观察的一个问题。我国汉唐时期已有关于诈病的记载。诈病的常见表现有诈盲、诈聋、诈瘫、伪装精神病等。

现在好多小孩会有类似这样的问题，比如不想上学，会假装肚子痛；怕被爸爸妈妈抛弃，会躺在家里，说身上这儿痛那儿痒，以吸引父母的关爱。还有些女子不想工作，或与丈夫关系紧张，也会声称各种疼痛，以期得到怜悯。这些都是医生要警惕、要仔细辨别的。

一般说来，诈病有明显的装病动机和目的；对躯体或精神状况检查通常采取回避、不合作、造假行为或敌视态度；回答问题时，反应时间常延长，对治疗不配合，暗示治疗无效；再者，病程不定，或明显夸大自身症状。病人一旦被戳穿，随即其伪装症状就会消失。

治病还有一个问题，就是要抓主证。有些人失眠，但失眠并不是他的主证，他的主证是焦虑。这时要治疗其焦虑，而不必管他的失眠，不焦虑了，失眠就好了。而有的人，是失眠导致的焦虑，这时就要先解决失眠的问题。

比如前些日子，有个病人出现了心脏间歇，间歇治好后，他又出现了睡眠障碍，其实，这是心脏间歇时留下的后遗症——焦虑导致的。为什么有时候表象治愈后不可以马上停药呢？因为有些潜伏的问题还没有解决。这个人就是，严重的间歇解决了，可间歇造成的焦虑还没有彻底去掉，总怕自己再次患病。于是又开始睡不着觉，即使睡着了也是反复惊醒。因为当时无法面诊，所以只得让病人传照片上来，一看，全然是失神之象，于是先开了3服黄连阿胶汤，服后当晚即深眠，但治病不能总让病人牵着走，所以后面又开了15服治疗抑郁的药，随即一切归于正常。

咱们接着讲原文。

少阴终者，面黑，齿长而垢，腹胀闭，上下不通而终矣。

少阴经脉气绝的时候，病人面色发黑，牙龈收削而牙齿似乎变长，并积满污垢，腹部胀闭，上下不相通，便死亡了。

足少阴肾经肾水上犯，就面黑，因为牙龈萎缩而牙齿变长且积满污垢。人活着，就要心肾相交，心肾之间的通路就是脾胃，脾胃郁阻，上下便不得交通，生命就危险了。

太阴终者，腹胀闭不得息，善噫，善呕，呕则逆，逆则面赤，不逆则上下不通，不通则面黑，皮毛焦而终矣。

太阴经脉气绝的时候，腹胀闭塞，呼吸不利，常欲嗳气，并且呕吐，呕则气上逆，气上逆则面赤，假如气不上逆，又变为上下不通，不通则面色发黑，皮毛枯樵而死了。

足太阴脾经“入腹属脾络胃，上膈，挟咽，连舌本，散舌下；其支者，复从胃别上膈，注心中”。所以，脾经气绝，就会有腹胀的问题，因其“上膈，挟咽”，所以会嗳气、呕吐，发展到整个经脉不通的时候，就会肾水反侮脾土，导致脸黑、皮毛枯槁而死。

厥阴终者，中热嗌干，善溺，心烦，甚则舌卷卵上缩而终矣。此十二经之所败也。

厥阴经脉气绝的时候，病人胸中发热，咽喉干燥，时时小便，心胸烦躁，渐至舌卷，睾丸上缩，便要死了。以上就是十二经脉气绝败坏的症候。

足厥阴肝气绝，则筋绝。厥阴，指的就是肝脉。肝者，是经筋之总合。筋，聚于阴器，即男女生殖器官。男女最大的经筋表现，男子是生殖器，女子是子宫，子宫怀孕时可以极大，不怀孕时又极小，就是筋的弹性的表现。同时，肝脉络于舌本，因此，肝脉血不足则筋挛急，筋挛急则舌头与阴卵急缩。如果出现唇青、舌卷、卵缩等现象，就是经筋先亡的表现。

以上就是十二经脉气绝败坏的症候。但大家仔细阅读会发现，这里面主要说的是足经，而不是手经。足经的特点是走全身，而手经一般不会有全身症状，所以这一段主要讲足经经绝。

至此，这一篇就讲完了。谢谢大家！

感恩经典慈惠无穷！感恩大家一路相随！